Senioren Beschäftigung

Umschreibung

Örtlichkeiten

Wie heißt das gesuchte Wort?

Casilda Berlin

ISBN-13: 978-1979836722

Imprint: Independently published

2. Auflage 2023

Copyright © 2023

Alle Rechte vorbehalten.
Kein Teil des Werkes darf ohne vorherige schriftliche Genehmigung des Verlages reproduziert oder elektronisch gespeichert werden.

Haftungsausschluss
Alle Angaben in diesem Buch wurden sorgfältig und nach bestem Wissen erstellt und erfolgen ohne Verpflichtung oder Garantie der Autorin und des Verlages. Sie übernehmen keine Verantwortung und Haftung für das Gelingen, sowie für Personen-, Sach- und Vermögensschäden.

Weitere Bücher von Casilda Berlin

Kurzgeschichten mit Happy End – 25 Geschichten zum Vorlesen und Rätseln – mit 112 Rätselfragen und 98 persönlichen Fragen
ISBN-13: 979-8852067180

LANDSCHAFTEN – zum Ausmalen und Relaxen, Band 1
ISBN-13: 978-1530922925

Umschreibung Tiere – Wie heißt das gesuchte Tier? Band 1 Seniorenbeschäftigung Rätsel ISBN-13: 978-1978395756

Umschreibung Gegenstände – Wie heißt der gesuchte Gegenstand? ISBN-13: 978-1978430990

Umschreibung Blumen und Garten – Wie heißt die Blume oder der Gegenstand? ISBN-13: 978-1977997524

50 Bilder, die leicht gelingen – ein Ausmalbuch für Senioren
ISBN-13: 978-1530264391

Blumen, die leicht gelingen – Ausmalbuch für Senioren
ISBN-13: 978-1541086999

MANDALAS die leicht gelingen - Malbuch für Senioren (Anfänger)
ISBN-13: 978-1546636649

Viele weitere Bücher von Casilda Berlin finden Sie hier:

www.casilda-berlin.de

Wie heißt das gesuchte Wort?

Rätselraten ist eine beliebte niederschwellige Beschäftigungsmöglichkeit für Senioren. Ob Bewohner in Seniorenheimen, Teilnehmer in Tagesbetreuungen oder zu Hause wohnende Senioren – sie alle erleben mit diesem Buch unterhaltsame Ratestunden.

Dieses Rätselbuch eignet sich für Einzel- und Gruppenmaßnahmen und wird mit einem Begleiter durchgeführt. So kann es auch bei einem unterhaltsamen Nachmittag unter Freunden oder in der Familie, wo es um Seniorenbeschäftigung geht, zum Einsatz kommen.

Es wurde im Praxisalltag in der Seniorenbetreuung entwickelt, um die geistigen Fähigkeiten und die Kommunikation anzuregen. Die grauen Zellen werden spielerisch trainiert und auf Vordermann gebracht.

Die Vorgehensweise der Rätsel ist für Personen mit leichten bis mittleren geistigen Einschränkungen leicht verständlich. So können auch Senioren mit beginnender und fortgeschrittener Demenz mit Freude an den Rätselrunden teilnehmen.

Erraten von bekannten Örtlichkeiten

Die Suche nach verschiedenen Begriffen ermöglicht eine verbesserte Lebenszufriedenheit für die Teilnehmer.

Alle zu erratenden Örtlichkeiten sind Senioren bekannt, da es diese auch früher schon gab. Auf moderne Bezeichnungen wie z. B. Shoppingcenter oder Meeting-Point wurde verzichtet. Es geht vielmehr um altbekannte Örtlichkeiten wie beispielsweise

Tankstelle, Wartezimmer, Losbude, Turnhalle und Schwimmbad.

Teilnehmer, die den gesuchten Begriff erraten, erleben schöne Erfolgserlebnisse. Diese können verstärkt werden, indem für jede richtige Lösung eine Kleinigkeit wie z. B. ein Schokoriegel oder ein Bonbon überreicht wird.

So gelingt die Rätselrunde

Alle Teilnehmer beteiligen sich daran, herauszufinden, welches Wort gemeint ist.

Eine Person (z. B. Familienangehöriger, Partner, Gruppenleiter oder Begleiter) erklärt die Vorgehensweise:

Mehrere kurze Sätze geben Hinweise auf den gesuchten Begriff.

Jeder Satz wird langsam und für alle Teilnehmer gut verständlich vorgelesen. Nach jedem Satz wird eine kleine Pause eingelegt und gefragt, ob es Vorschläge zu dem gesuchten Begriff gibt.

Der erste Satz wird dann wiederholt, anschließend der zweite ergänzt.

Dann werden beide Sätze wiederholt und der dritte Satz ergänzt. Der Begleiter fragt erneut nach Ideen.

Nach und nach wird Satz für Satz vorgelesen, bis das gesuchte Wort gefunden ist.

Wenn die Teilnehmer keine Lösung finden, nennt der Begleiter am Ende den gesuchten Begriff.

Wird der Begriff vorzeitig gefunden, werden die noch übrigen Sätze vorgelesen.

Anschließend geht es weiter mit der nächsten Seite.

Ich wünsche Ihnen viel Freude mit diesem Rätselbuch.

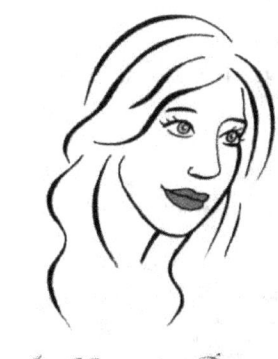

Ihre Casilda Berlin

1. Ein Leben ohne diese Örtlichkeit kann man sich heute gar nicht mehr vorstellen.

2. Die Örtlichkeit gibt es in fast jedem Ort.

3. Bevor man sich zu ihr aufmacht, bereitet man sich mit einem Zettel vor.

4. Man kann hier jeden Tag außer sonntags Geld loswerden.

5. Hier findet man alles für den täglichen Gebrauch wie Lebensmittel, Kosmetikartikel, Putzmittel und Zeitschriften.

6. Bevor man eine Kassiererin passiert, wird die Ware auf ein Laufband gelegt.

7. Früher war diese Örtlichkeit kleiner und hieß „Tante Emma-Laden".

Antwort: Supermarkt

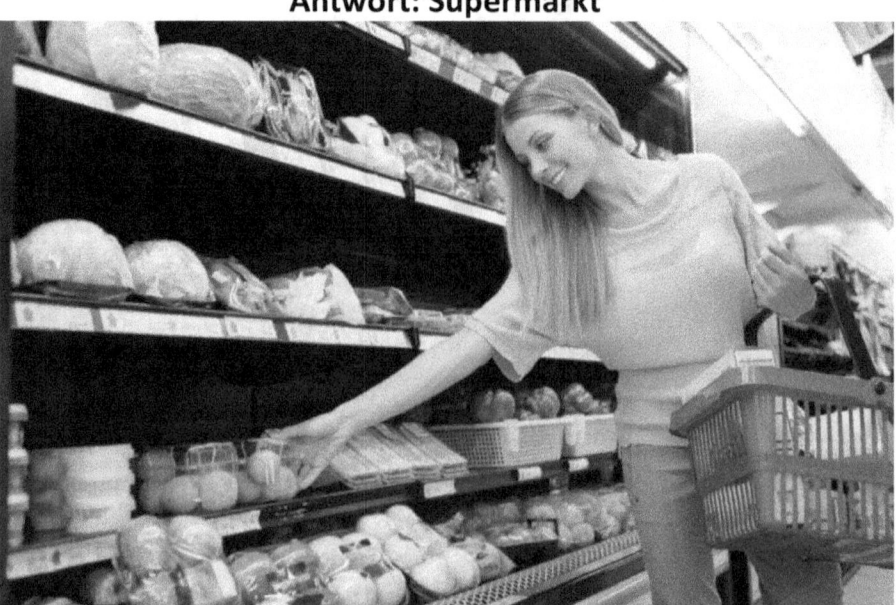

1. Die gesuchte Örtlichkeit gibt es nur in einigen Großstädten.

2. Die ersten Gründer derartiger Örtlichkeiten waren Könige und Kaiser, denn die Einrichtung und der Unterhalt sind sehr teuer.

3. Um die Örtlichkeit zu besuchen, zahlt man am Eingang Eintritt. Meistens gibt es Ermäßigungen für Rentner und Kinder.

4. Die parkartigen Anlagen sind weitläufig und sehr gepflegt.

5. Besonders für Kinder ist ein Aufenthalt immer ein großes Erlebnis.

6. Wären keine Glasscheiben, Zäune, Mauern oder Gitterstäbe vorhanden, wäre ein Besuch dieser Örtlichkeit sehr gefährlich.

7. Man lernt hier viel über Tiere aus aller Welt wie z. B. Tiger, Elefanten und Löwen und kann sie aus nächster Nähe sehen.

Antwort: Zoo

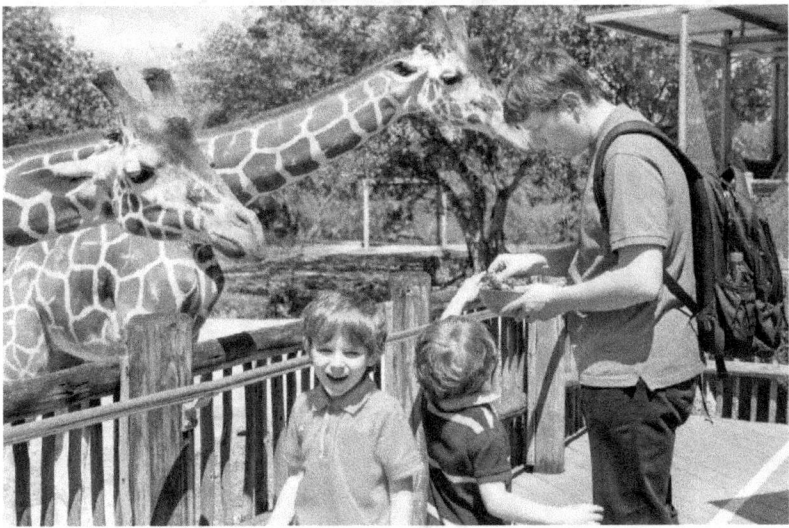

1. Diese Örtlichkeit besucht man hauptsächlich von April bis Oktober.

2. Wenn man frische Luft schnappen möchte, ist dies der richtige Ort.

3. Die Örtlichkeit ist sozusagen ein Platz an der Sonne.

4. Wenn die Sonne zu stark scheint, sucht man Schutz unter einem Sonnenschirm.

5. Die Örtlichkeit ist Bestandteil vieler Mehrfamilienhäuser.

6. Je nach Jahreszeit erblühen hier Osterglocken, Tulpen, Geranien oder Primeln.

7. Um sich vor neugierigen Blicken zu schützen, kann man Pflanzen aufstellen oder einen Sichtschutz anbringen.

8. Man kann hier einen günstigen Urlaub verbringen, wenn einem Balkonien gefällt.

Antwort: Balkon

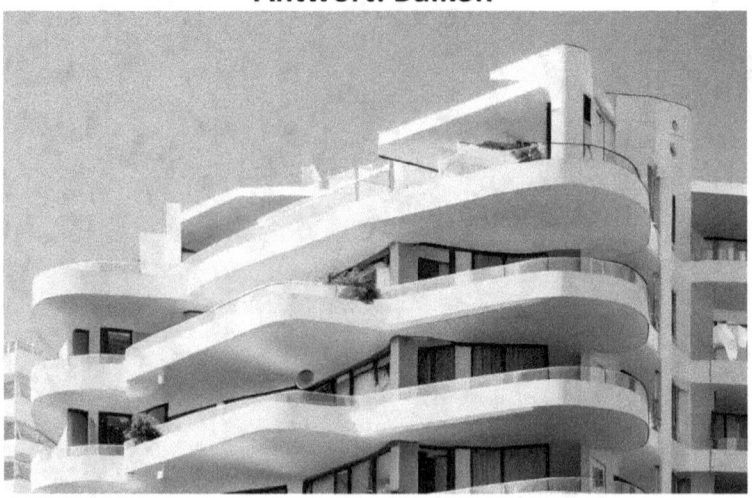

1. Hier ist alles bunt und schrill.

2. Aus einem Lautsprecher ertönen bekannte Schlager aus alten Zeiten.

3. Ob Oma und Enkel, die lustigen Witwen oder das verliebte Pärchen – hier greifen Vertreter aller Generationen zu.

4. Plüschbären sitzen neben Elefanten und Affen. Plastikautos und Kaffeemaschinen stehen neben rosafarbenen Riesenteddys.

5. Mit einem Mikrofon in der Hand lockt ein netter Herr das Publikum an.

6. Ohne Pause ertönt seine Stimme „Jetzt mitspielen, jetzt mitgewinnen. Gewinne, Gewinne, Gewinne, ziehen Sie 10 Lose und bezahlen Sie nur 8".

7. Hier hofft man auf einen schönen Hauptgewinn und knibbelt mit den Fingern eifrig Lose auf.

Antwort: Losbude

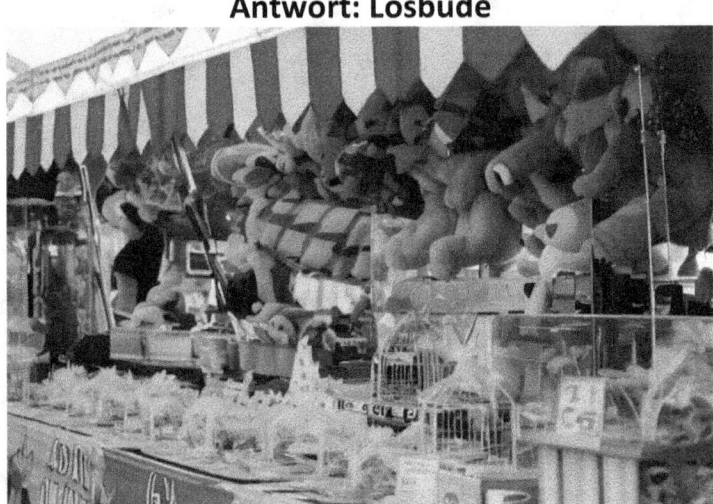

1. Hier gibt es Zapfhähne, aber das Bier ist trotzdem nur aus Flaschen.

2. Man muss hier nie auf dem Trockenen sitzen bleiben, denn es gibt genug für alle.

3. Die Vorräte sind so groß, dass auch große Schlucker ausreichend versorgt werden können.

4. Meistens ist Selbstbedienung angesagt, sodass man es selbst in der Hand hat, wie viel man sich gönnt.

5. Neben Sprit kann man auch Lebensmittel kaufen wie Eis am Stiel, Brötchen und Aufschnitt.

6. Sobald man bezahlt hat, macht man sofort Platz an der Zapfsäule, damit der nächste Kunde sein Auto betanken kann.

Antwort: Tankstelle

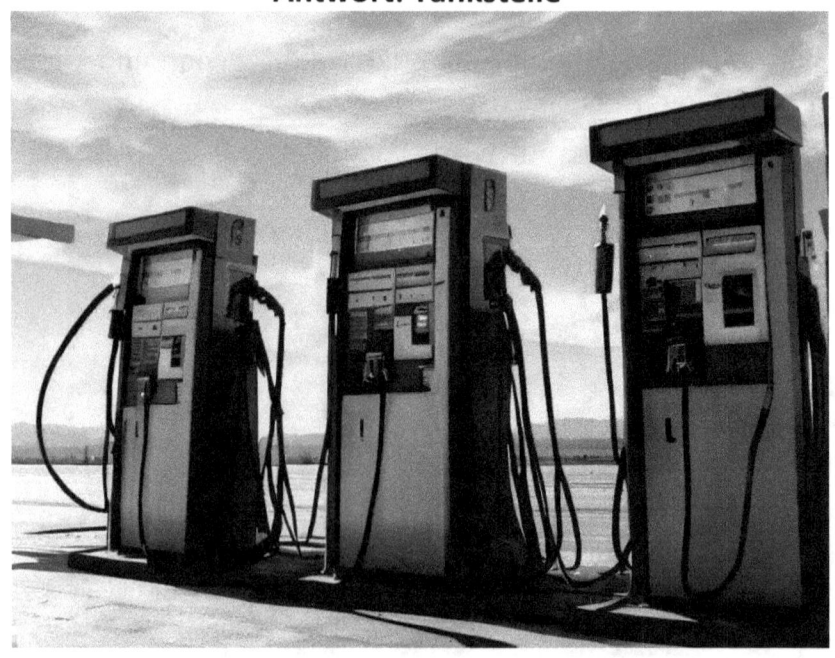

1. Um diese Örtlichkeit aufzusuchen, vereinbart man vorab einen Termin.

2. Hier dreht sich alles um das Behandeln von Wunden, Knochenbrüchen und Infektionen.

3. Die Örtlichkeit besteht aus einem Wartezimmer und einem Behandlungszimmer.

4. Wenn man sich hier behandeln lässt, übernehmen die gesetzlichen Krankenkassen die Kosten nicht.

5. Die Patienten im Wartezimmer sind bunt gemixt und kläffen sich an, wenn ihnen die Nase eines anderen nicht passt.

6. Wenn`s Bello, Pussy oder Hansi nicht gut geht, sucht man diese Örtlichkeit auf.

Antwort: Tierarztpraxis

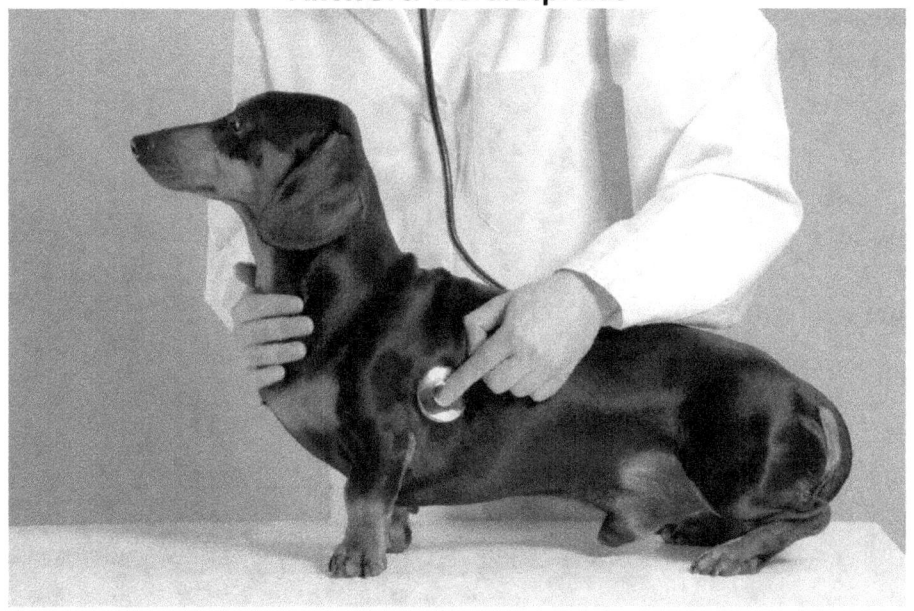

1. Diese Örtlichkeit wird von Einzelpersonen, Paaren und Gruppen aufgesucht.

2. Frauen mögen diese Örtlichkeit lieber als Männer.

3. Hier geht es heiter, locker und unbeschwert zu.

4. Eine gewisse Lernbereitschaft sollte man mitbringen.

5. Hier hat schon manch einer seinen Partner fürs Leben gefunden.

6. Wer schon ein paar Grundschritte kann, ist hier klar im Vorteil.

7. Wer kein Taktgefühl hat, fällt aus der Reihe.

8. Hier dreht sich alles um Walzer, Foxtrott und Cha-Cha-Cha.

Antwort: Tanzschule

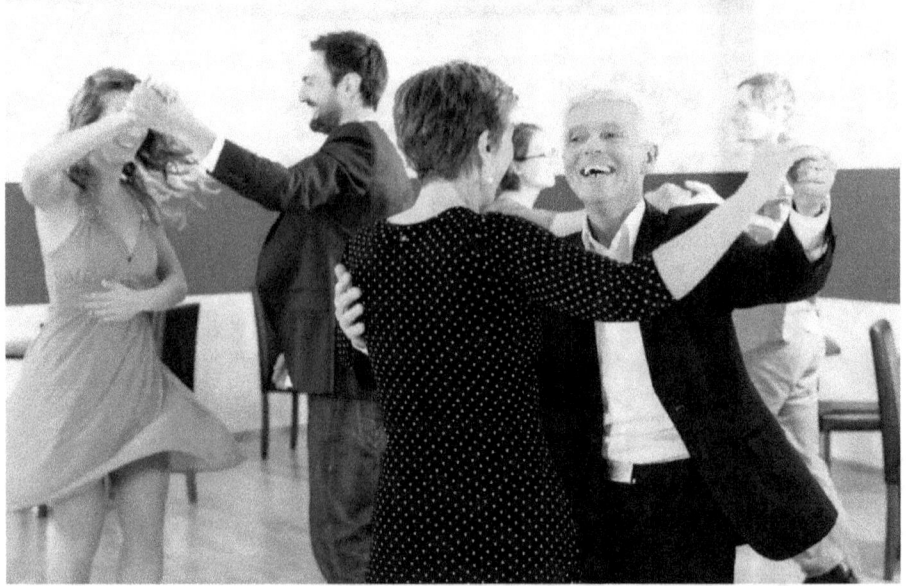

1. Die gesuchte Örtlichkeit befindet sich an stark befahrenen Straßen.

2. Sie ist sehr spartanisch eingerichtet und hat meistens nicht mal eine Sitzgelegenheit.

3. Sehr ungemütlich wird es bei Regenwetter und im Winter.

4. Wenn man Pech hat, muss man sehr lange warten und viel Geduld aufbringen.

5. Wer diese Örtlichkeit aufsucht, hat meistens kein Auto.

6. Man hält etwas Kleingeld oder eine Fahrkarte in der Manteltasche bereit.

7. Man wartet hier so lange, bis der nächste Bus kommt.

Antwort: Bushaltestelle

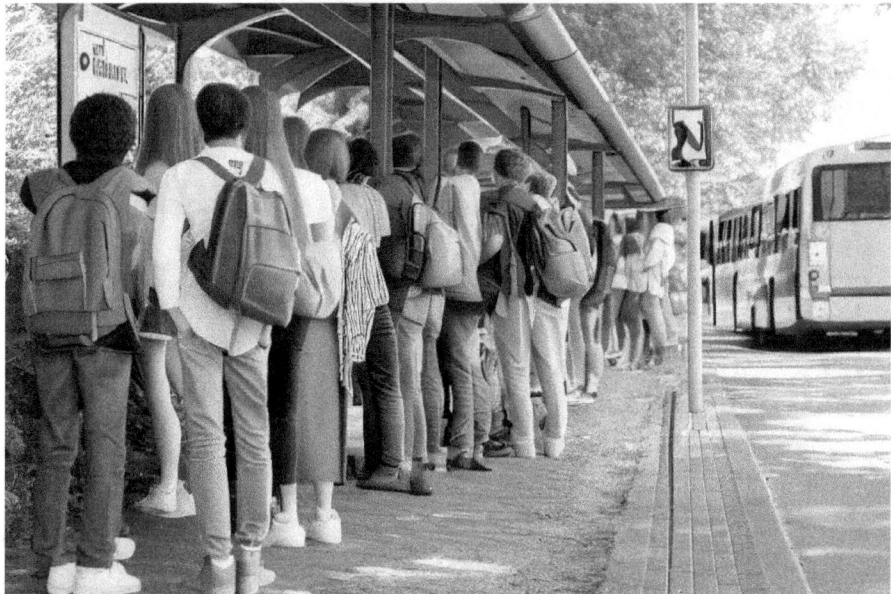

1. Gesucht wird eine Örtlichkeit, die auch als ein Männerparadies bezeichnet wird.

2. Frauen haben zwar auch Einlass, aber meistens ist es für sie langweilig.

3. Wenn Männer auch sonst als Einkaufsmuffel gelten, so blühen sie hier richtig auf und landen mit voll beladenen Einkaufswagen an der Kasse.

4. Die Ware ist oft schwer und sperrig.

5. Das Angebot ist riesig und lässt das Herz von Hobbyheimwerkern höher schlagen.

6. Die Auswahl umfasst Werkzeug wie Bohrmaschinen, Hammer, Zangen und Schraubenzieher sowie Baumaterial jeglicher Art.

7. Wenn man sein Haus renovieren möchte, findet man in diesem Geschäft fast alles, was man dafür braucht.

Antwort: Baumarkt

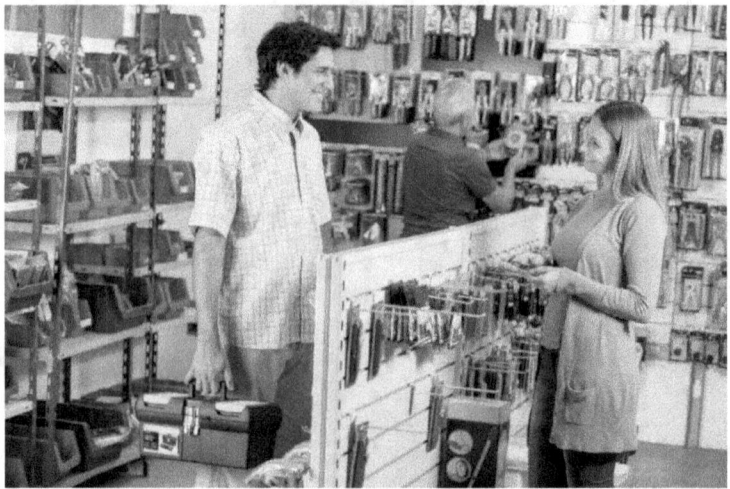

1. Diese Örtlichkeit ist riesig groß und nur in großen Städten anzutreffen.

2. Es gibt zahlreiche Treppen, Rolltreppen und Aufzüge.

3. Vor dem Gebäude stehen viele Taxis, die Kunden bringen und abholen.

4. Es gibt eine große Anzahl an Schaltern, an denen sich lange Menschenschlangen bilden.

5. Die meisten Besucher dieser Örtlichkeit haben ihren Personalausweis und viel Gepäck dabei.

6. Alle paar Minuten ertönen Durchsagen wie z. B. „Passagier Helmut Müller bitte zum Schalter 4 der Lufthansa".

7. Wer diese Örtlichkeit aufsucht, fliegt in den Urlaub oder macht eine Geschäftsreise.

Antwort: Flughafen

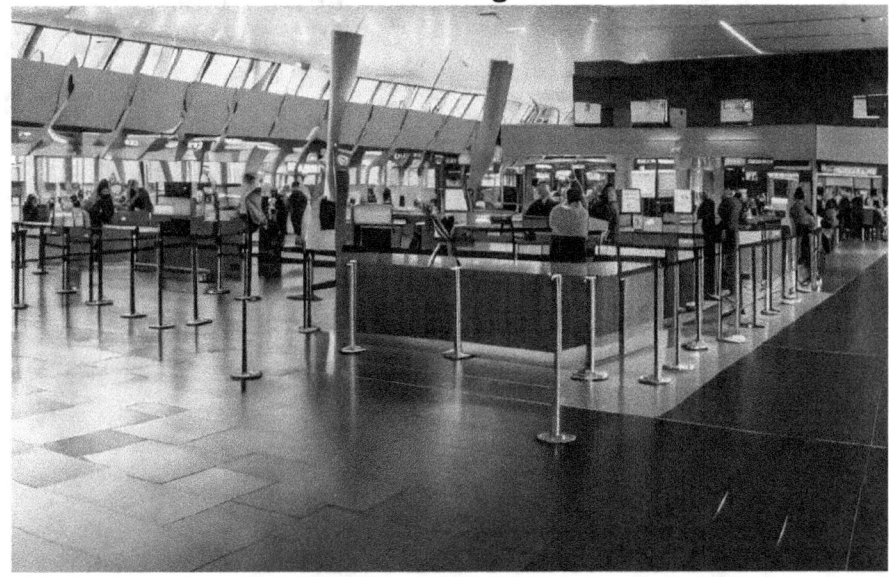

1. Gesucht wird eine Örtlichkeit, die es nicht in Städten gibt.

2. Meistens ist die Örtlichkeit sehr alt und steht häufig unter Denkmalschutz.

3. Sie wird innerhalb der Familie weitervererbt.

4. Ein altes Wohnhaus ist Teil dieser Örtlichkeit.

5. Hier arbeitet meistens die ganze Familie Hand in Hand.

6. Im Stall trifft man auf Tiere verschiedenster Art wie Kühe, Schweine und Hühner.

7. Melkmaschinen, Traktoren, Mähdrescher sind einige der wichtigen Arbeitsgeräte.

Antwort: Bauernhof

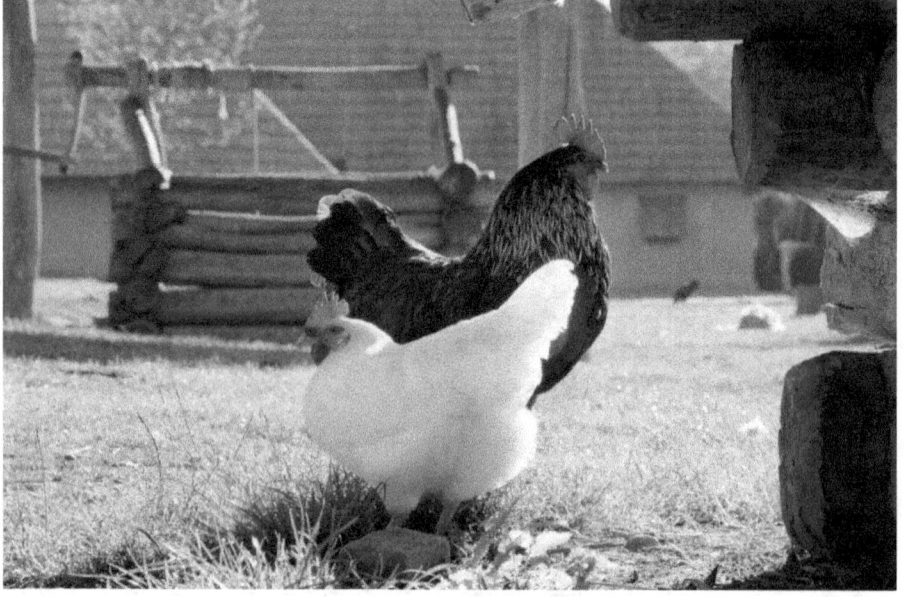

1. Je älter man wird, umso öfter sucht man diese Örtlichkeit auf.

2. Nachdem man die Örtlichkeit betritt, meldet man sich bei einer freundlichen Dame an.

3. Meistens muss man warten, bis man aufgerufen wird.

4. Es riecht auffallend nach Desinfektionsmitteln.

5. Man hofft, hier eine Diagnose für körperliche Symptome und eine entsprechende Behandlung zu erhalten.

6. Je nach Fachrichtung trifft man hier z. B. auf einen Allgemeinmediziner, Zahnarzt oder Orthopäden.

Antwort: Arztpraxis

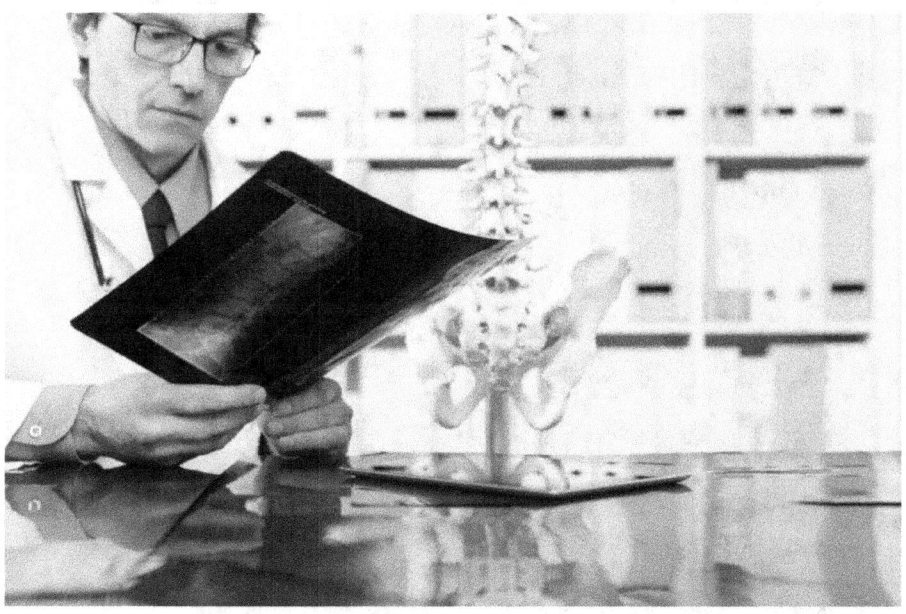

1. Gesucht wird eine Örtlichkeit, die von April bis Oktober geöffnet hat.

2. Traditionell sind die meisten Inhaber Italiener.

3. Der Eintritt ist frei, aber es wird Verzehr gewünscht.

4. Man kann gemütlich an einem Tisch sitzen oder sich an einer Theke etwas für unterwegs mitnehmen.

5. Je nach Angebot kann man zwischen Amarena-Becher, Spaghetti und Spiegelei sowie vielen weiteren bunten Bechern wählen.

6. Für Kinder gibt es z. B. Schweinchen, Pinocchio, Schneemann oder Biene Maja.

7. Geschmacklich hat man eine Auswahl zwischen Haselnuss, Vanille, Schokolade, Erdbeere, Heidelbeere und vielem mehr.

Antwort: Eisdiele

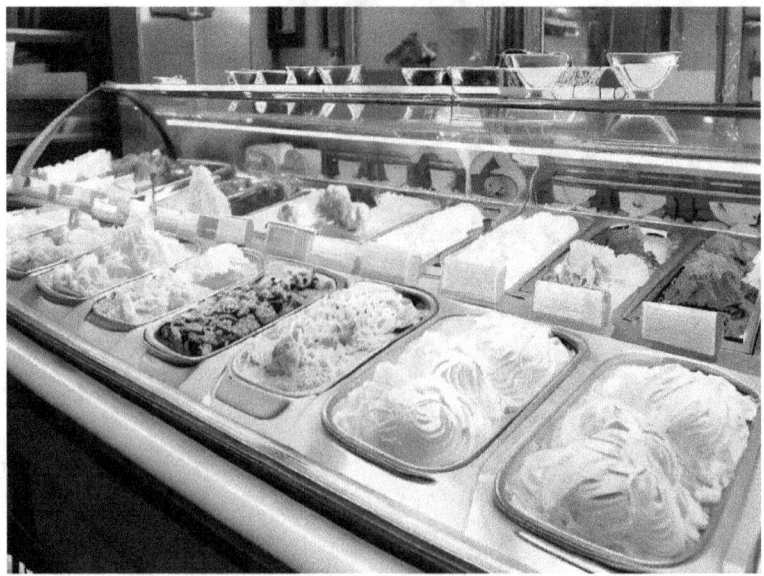

1. Gesucht wird eine Örtlichkeit, die es vor 100 Jahren noch nicht gab.

2. Es geht um ein Geschäft, das man nur alle paar Jahre aufsucht.

3. Wenn man hier etwas kauft, wird das Sparbuch ziemlich geschröpft.

4. Die Ware, die man hier kaufen kann, hat Pferdestärken unter der Haube und ist auf Hochglanz poliert.

5. Man kann die Ware nicht nur sehen und anfassen, sondern sogar in sie hineinsteigen.

6. Wenn man möchte, kann man vor dem Kauf eine Probefahrt machen.

7. Womit man eine Probefahrt macht, kann man selbst festlegen, denn hier stehen viele Fahrzeuge zum Ausprobieren bereit.

Antwort: Autohaus

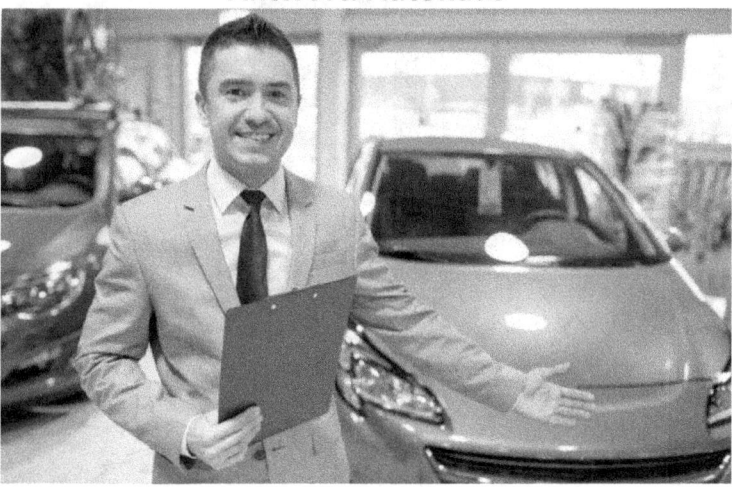

1. Hier ist es laut und turbulent.

2. Diese Örtlichkeit befindet sich in fast jedem Dorf.

3. Das Gebäude hat viele bunt beklebte Fenster.

4. Auf einer großen Freifläche befinden sich ein großer Sandkasten und eine Rutsche.

5. Erzieherinnen sorgen für Ordnung, soweit das mit den Rasselbanden möglich ist.

6. Die meisten Kinder halten sich hier gerne auf, denn es gibt jede Menge Spielzeug.

7. Kinder bis zu 6 Jahren lernen viele Dinge für das weitere Leben, denn hier geht es um Erziehung und Bildung.

Antwort: Kindergarten

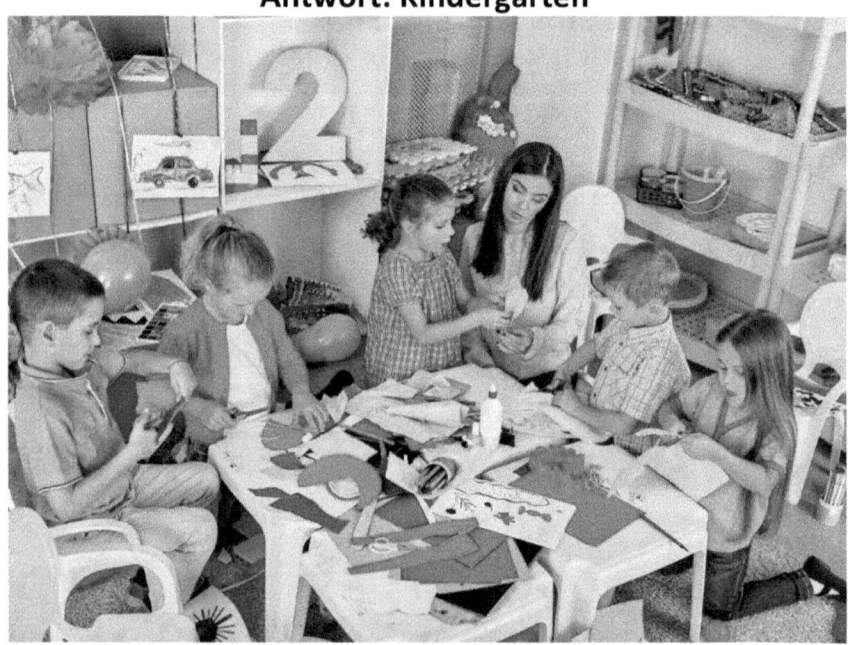

1. Ein Besuch dieser gesuchten Örtlichkeit kann recht teuer werden. Je nachdem ob man Selbstzahler ist oder nicht.

2. Wenn man bestimmte Kräuter oder Teesorten wünscht, werden die hier zubereitet.

3. Mit einem Rezept geht alles strikt nach Vorschrift.

4. Die Arbeitskluft ist traditionell weiß.

5. Die Örtlichkeit kann man tagsüber und manchmal auch nachts aufsuchen. Mittwochnachmittags ist häufig geschlossen.

6. Manchmal erhält man hier mehr Hilfe als bei einem Arzt.

7. Man sucht diese Örtlichkeit immer dann auf, wenn man Medikamente benötigt.

Antwort: Apotheke

1. Man findet diese Örtlichkeit in fast jedem Dorf.

2. Hier ist es oft voll, laut und stickig.

3. Man trifft viele Freunde und alte Bekannte.

4. Man kann eine Kleinigkeit zum Essen bestellen.

5. Je nach Lust und Laune setzt man sich an einen Tisch oder an eine Theke.

6. Die Örtlichkeiten tragen Namen wie „Zur Post", „Zum Bierkrug" oder „Zur alten Linde".

7. Ein bekanntes Lied von Peter Alexander heißt „Die kleine K... in unserer Straße".

Antwort: Kneipe

1. Die meisten Menschen, die diese Örtlichkeit aufsuchen, haben ziemlich schlechte Laune.

2. In der Regel erscheint man hier nicht freiwillig.

3. Hier entscheidet sich häufig, ob es in den nächsten Wochen bestimmtes Geld gibt oder nicht.

4. In einer langen Schlange wartet man mit Gleichgesinnten darauf, aufgerufen zu werden.

5. Wenn man sich beruflich verändern muss, sucht man diese Örtlichkeit auf.

6. Fast jeder Mensch, der im Laufe seines Lebens arbeitslos wird, lernt diese Örtlichkeit kennen.

7. Man beantragt hier die Zahlung von Arbeitslosengeld und hofft auf neue Stellenangebote.

Antwort: Arbeitsamt

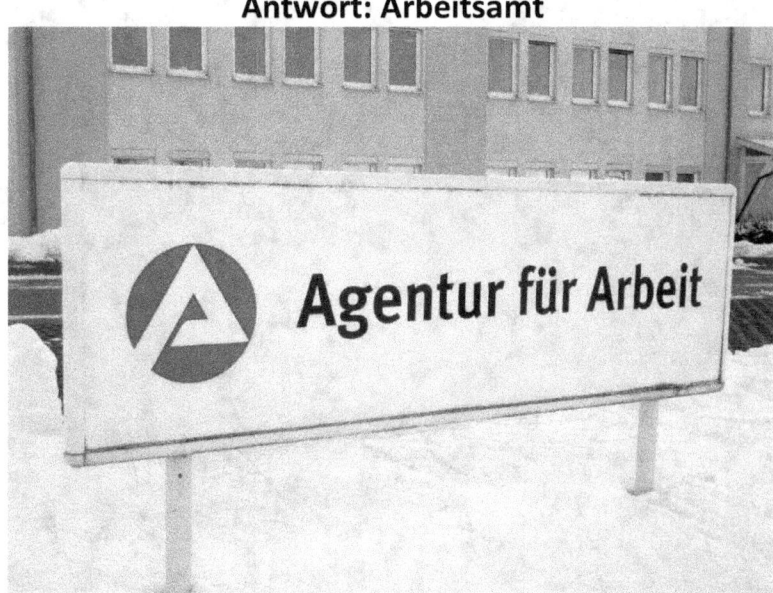

1. Hier duftet es herrlich frisch, obwohl man nicht in einer Parfümerie ist.

2. Man ist von vielen bunten Farben umgeben, die häufigste ist Grün.

3. Die gesuchte Örtlichkeit ist ein Ladenlokal, das täglich außer sonntags geöffnet hat.

4. Die Ware, die hier steht, benötigt viel Pflege und Wasser.

5. Wenn man ein Geschenk kaufen möchte, über das sich hauptsächlich Frauen freuen, dann ist man hier genau richtig.

6. Man hat eine große Auswahl an bunten Sträußen, Gestecken und Topfblumen.

Antwort: Blumengeschäft

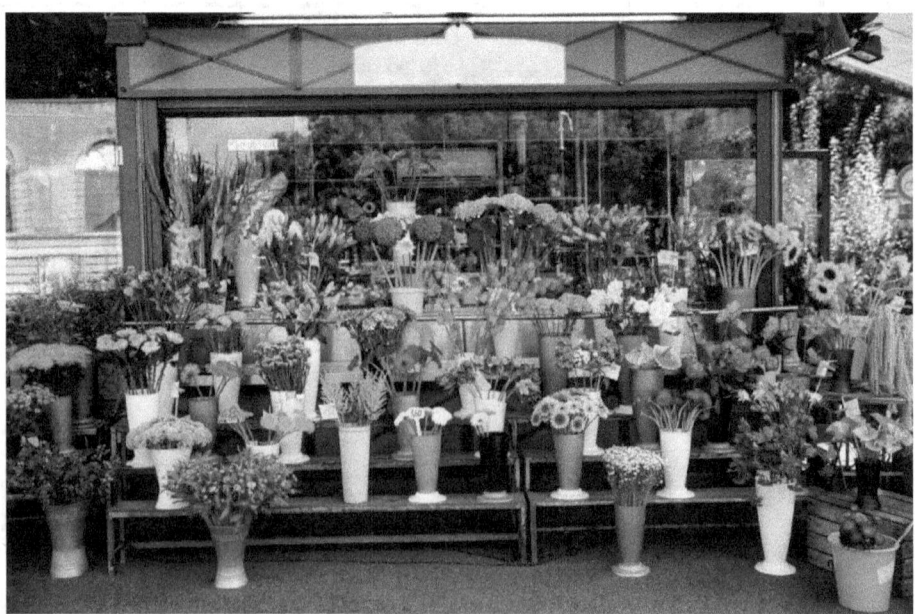

1. Hier wird alles genau betrachtet und ins rechte Licht gerückt.

2. Die Einrichtung ist eher spartanisch und mit großen Lampen ausgestattet.

3. Nicht immer freut man sich über das Ergebnis, welches zu Papier gebracht wird.

4. Hier bekommt man Erinnerungen für die Ewigkeit.

5. Man besucht die Örtlichkeit zu besonderen Anlässen, um ein einzigartiges Geschenk herstellen zu lassen.

6. Die Ergebnisse, die man hier ausgehändigt bekommt, werden gerne im Wohnzimmer aufgehängt.

7. Wenn der Personalausweis abgelaufen ist, führt der Weg hierher, weil man ein neues Foto benötigt.

Antwort: Fotostudio

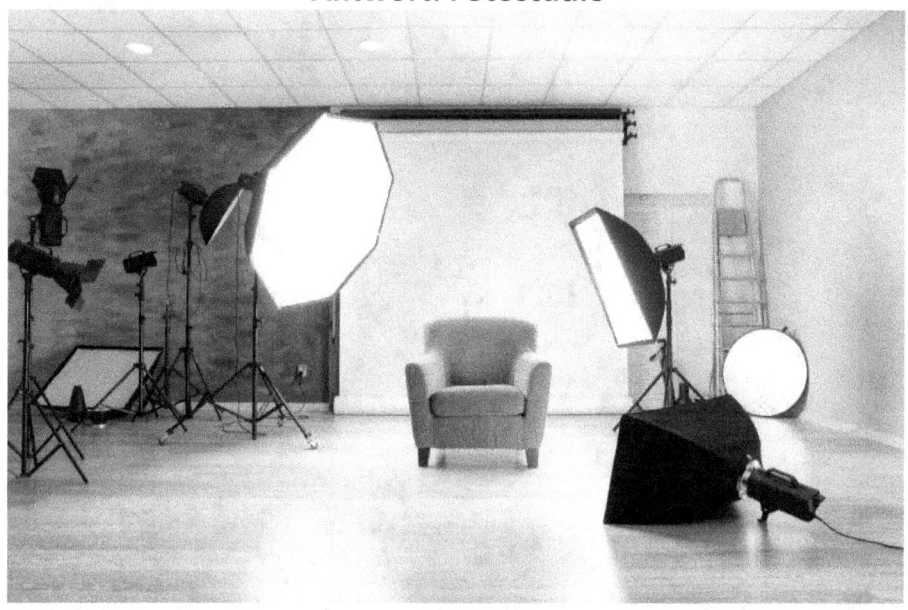

1. Der Eintritt in diese Örtlichkeit ist meistens kostenlos.

2. Es gibt für alle Besucher ausreichend Sitzplätze.

3. Im Winter sollte man einen wärmenden Mantel tragen, da nicht viel geheizt wird.

4. Seine Zeit verbringt man hier in stehender, sitzender oder kniender Position.

5. Es herrscht eine andächtige Stille.

6. Wenn man dieses Gebäude betritt, erklingen meistens laute Glocken.

7. Ein Pastor hält hier regelmäßig eine heilige Messe.

Antwort: Kirche

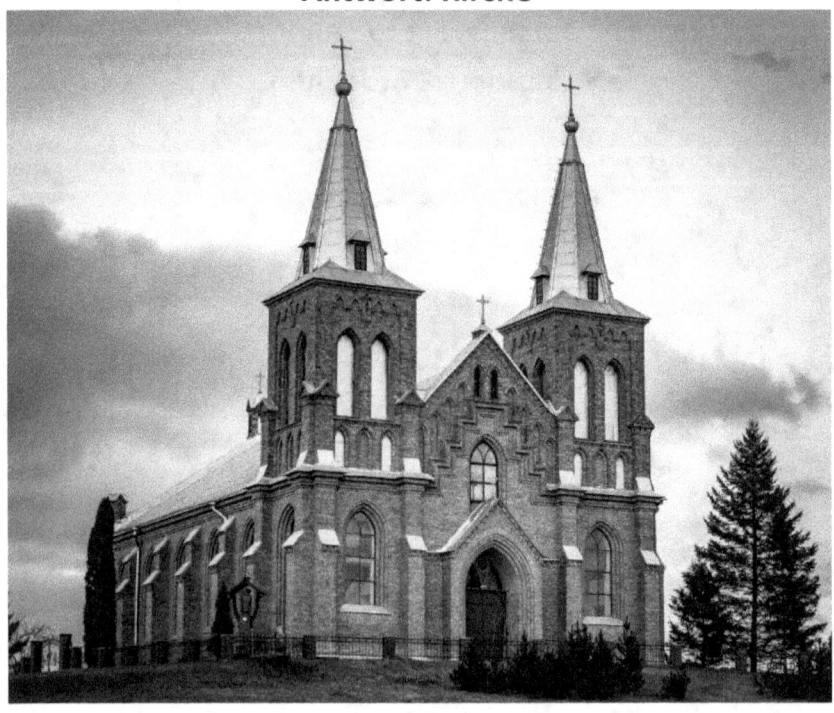

1. Hier geht es mit Tempo rauf und runter.

2. Es wird laut gekreischt, gelacht, gewunken und gerufen.

3. Mehrere Wagen hintereinander fahren auf Schienen.

4. Man fährt hiermit nicht, um von einem Ort zum anderen zu gelangen.

5. Je nach Ausstattung gibt es Schrauben und Loopings.

6. Manch einer, der dieses Fahrgeschäft auf einer Kirmes verlässt, muss sich übergeben.

7. Wenn das Leben mit Höhen und Tiefen verläuft, sagt man auch, es ist wie auf einer A…….

Antwort: Achterbahn

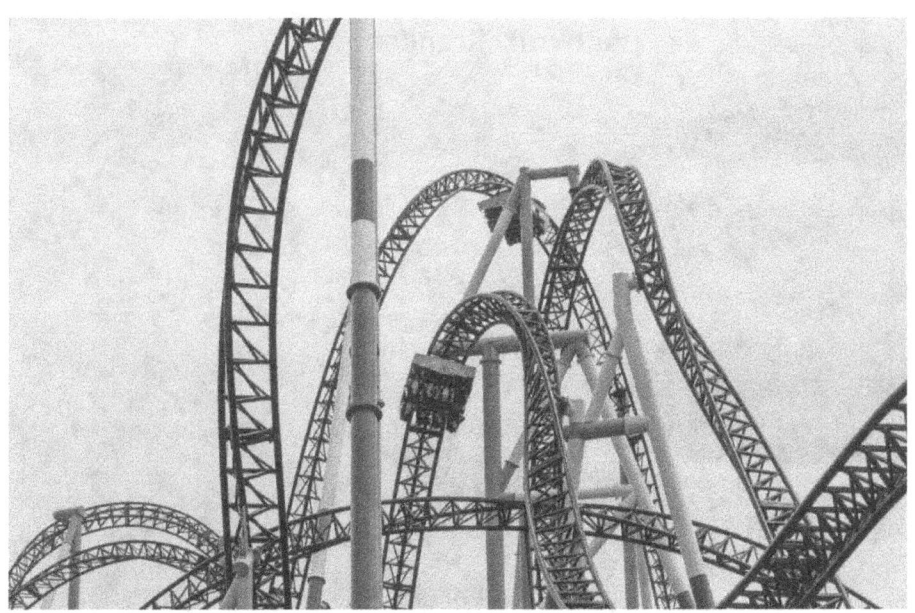

1. Diese Örtlichkeit gibt es in fast jeder Stadt.

2. Traditionell ist die Arbeitskleidung der Mitarbeiter weiß.

3. Hier verbringt man Tag und Nacht und erhält dazu noch Vollpension.

4. Man verlässt die Örtlichkeit meistens in einer besseren Verfassung als man sie betreten hat.

5. In der Regel hält man sich hier nicht ganz freiwillig auf.

6. Ausschlafen kann man hier nur selten.

7. In den Fluren und Zimmern riecht es stark nach Desinfektionsmitteln.

8. Der Tag beginnt morgens schon sehr früh mit Blutabnahmen und Visite.

Antwort: Krankenhaus

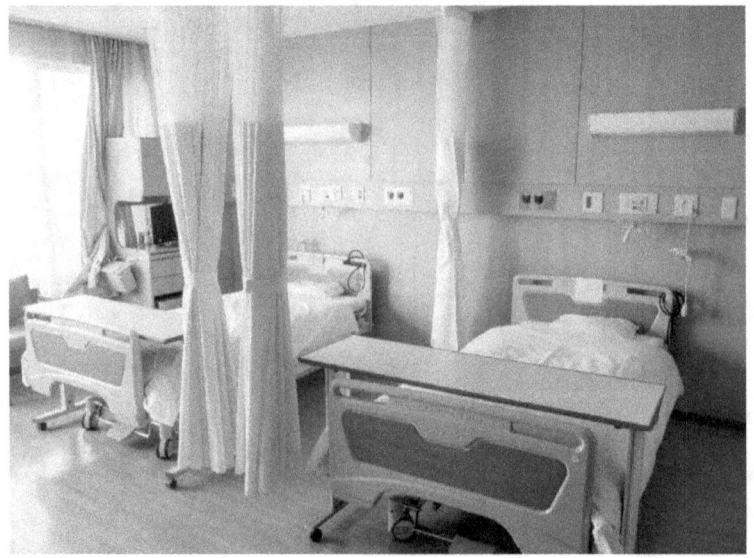

1. In dieser Örtlichkeit bewegt man sich meistens still und leise.

2. Um hineinzugelangen, bezahlt man Eintritt. Für Rentner und Kinder gibt es häufig ermäßigten Eintritt.

3. Je nach Thema kann es für Kinder sehr langweilig und ermüdend sein, sich hier aufzuhalten.

4. Häufig befindet sich diese Örtlichkeit in alten Gebäuden, die an sich schon sehr sehenswert sind.

5. Man kann hier viele Dinge betrachten und bewundern, die einzigartig und wertvoll sind.

6. Ein Besuch dieser Örtlichkeit ist sehr lehrreich und führt weit zurück in die Geschichte.

7. Meistens handelt es sich um sehr alte Schätze wie besondere Bilder, Steine oder Skulpturen.

Antwort: Museum

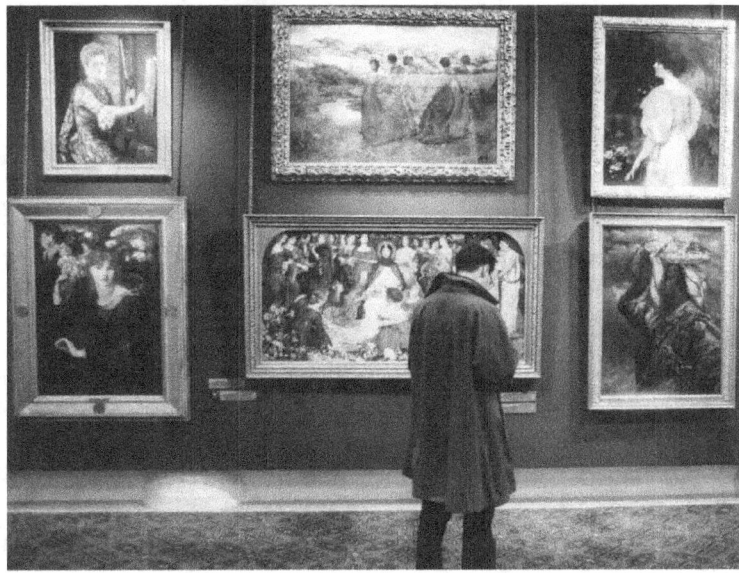

1. Die gesuchte Örtlichkeit gibt es in fast jedem Dorf.

2. Hier zu arbeiten, ist nicht jedermanns Sache.

3. Eingefleischte Vegetarier meiden diese Örtlichkeit.

4. Früher führte der Weg vieler Tiere hierher, allerdings kamen sie nicht mehr lebend raus.

5. Alles, was an Waren angeboten wird, hat mit Tieren zu tun.

6. Man hat hier eine große Auswahl an frisch zubereiteten Fleischwaren wie z. B. Wurst, Gehacktes und Sülze.

7. Die Örtlichkeit wird auch als Fleischerei bezeichnet.

Antwort: Metzgerei

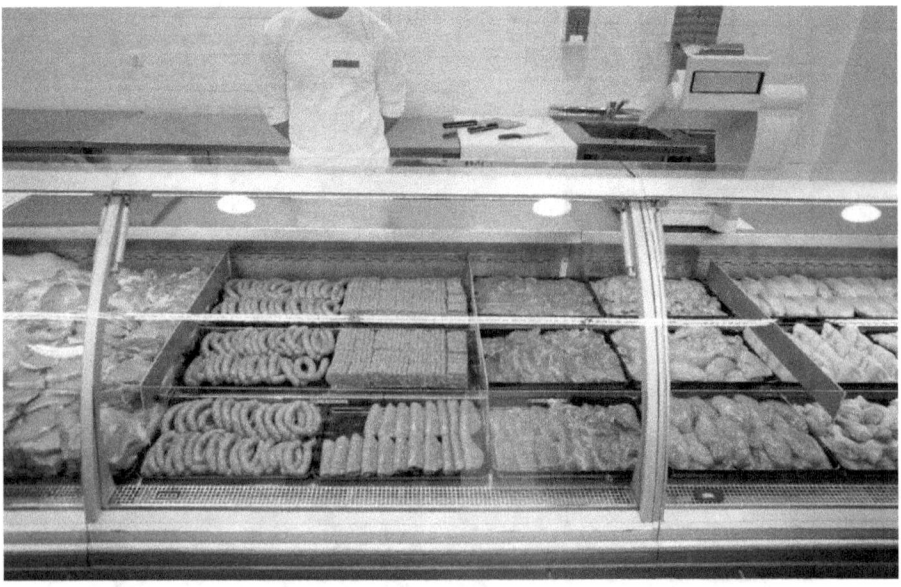

1. Die gesuchte Örtlichkeit hat eine wichtige Bedeutung für festliche Kleidung.

2. Hier trifft man auf Schickes und Teures wie Kaschmir, Seide, Pailletten und Perlen.

3. Wenn man die Örtlichkeit mit bestimmten Kleidungsstücken aufsucht, verlässt man sie anschließend mit leeren Händen.

4. Sobald man die Örtlichkeit betritt, wird man von einem nach Chemie riechenden Duft umgeben.

5. Wenn im Etikett eines Kleidungsstückes darauf hingewiesen wird, dass Maschinenwäsche und Handwäsche nicht möglich sind, dann ist man hier genau richtig.

6. Etwas kommt hier sicher weg, und das ist der lästige Kaffeefleck.

7. Auch andere Flecken, die sich mit der Waschmaschine nicht entfernen lassen, können hier sicher beseitigt werden.

Antwort: Reinigung

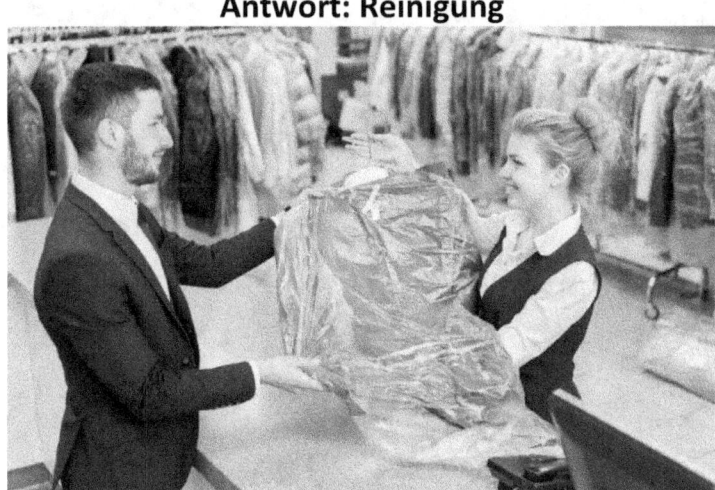

1. Gesucht wird eine Örtlichkeit mit Treppen, Rolltreppen und Aufzügen.

2. Hier ist es tagsüber voll und hektisch.

3. Viele Menschen sind in Eile und wirken gehetzt.

4. Manche dieser Örtlichkeiten sind schon sehr alt und Wahrzeichen der jeweiligen Städte.

5. Am Fahrkartenschalter oder Automaten kann man eine Fahrkarte lösen.

6. Fast alle Besucher dieser Örtlichkeit führen Koffer, Reisetaschen oder Rucksäcke mit sich.

7. Hin und wieder ertönen Durchsagen wie z. B. „Vorsicht auf Gleis 3".

Antwort: Bahnhof

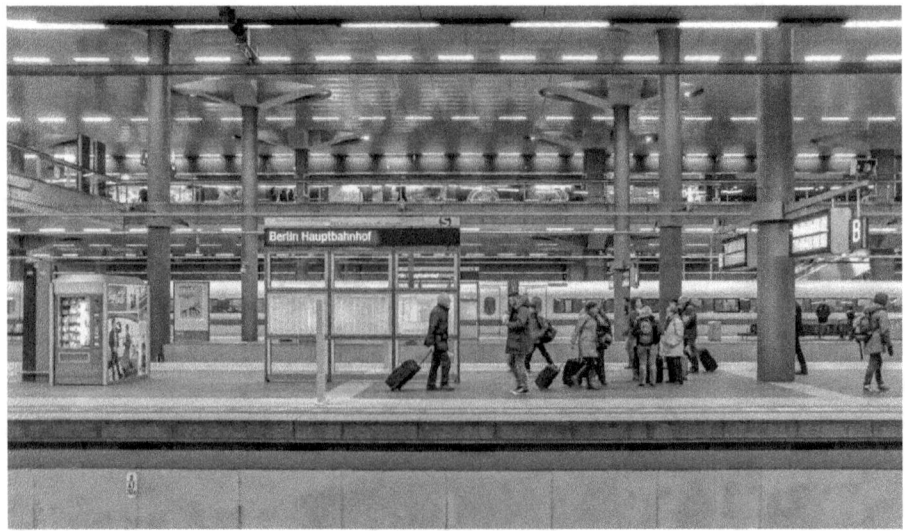

1. Die gesuchte Örtlichkeit ist ein Ladenlokal.

2. Man findet die Örtlichkeit in fast jeder Stadt.

3. Hier kaufen Menschen aller Altersgruppen ein.

4. Man kann sich beraten lassen, Ware direkt mitnehmen oder bestellen, wenn sie nicht vorrätig ist.

5. Im Ladenlokal stehen viele Regale, in denen die Ware nach bestimmten Themen sortiert ist.

6. Häufig ist eine kleine Leseecke vorhanden, wo man in Ruhe stöbern kann.

7. Ähnlich wie diese Örtlichkeit ist eine Bücherei. Im Unterschied zu der gesuchten Örtlichkeit braucht man die Ware in der Bücherei jedoch nicht zu bezahlen.

Antwort: Buchhandlung

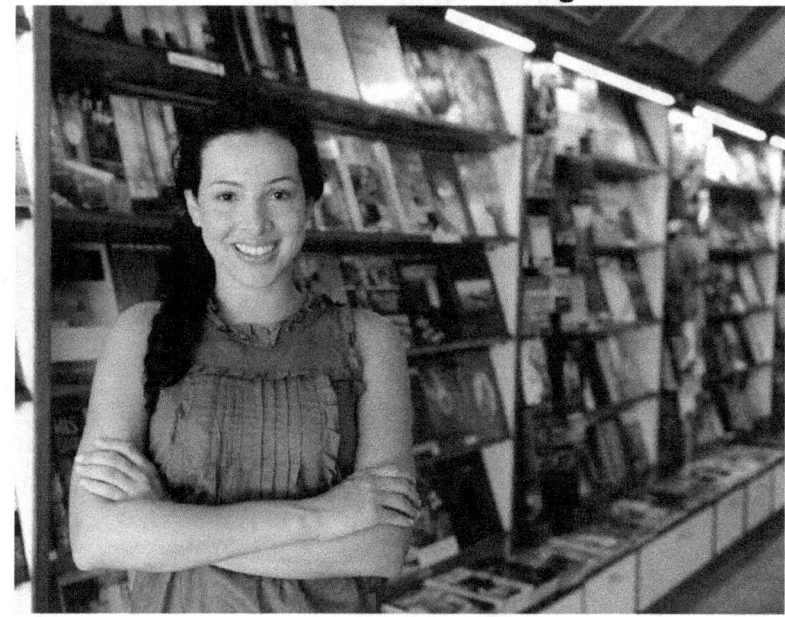

1. Hier wird es regelmäßig nass, obwohl es nicht regnet.

2. Diese Örtlichkeit ist bekannt dafür, dass häufig Unfälle passieren.

3. Schon manch einer hat sich hier aufgrund eines nassen Untergrundes eine Beule oder einen Knochenbruch zugezogen.

4. In Deutschland verbringt jeder Mensch im Durchschnitt eine halbe Stunde pro Tag an diesem Ort.

5. Eine Wohnung ohne diese Örtlichkeit ist nicht mehr zeitgemäß.

6. Sie zu putzen ist immer sehr aufwändig.

7. Hier gibt es immer eine Toilette und eine Dusche oder Wanne.

Antwort: Badezimmer

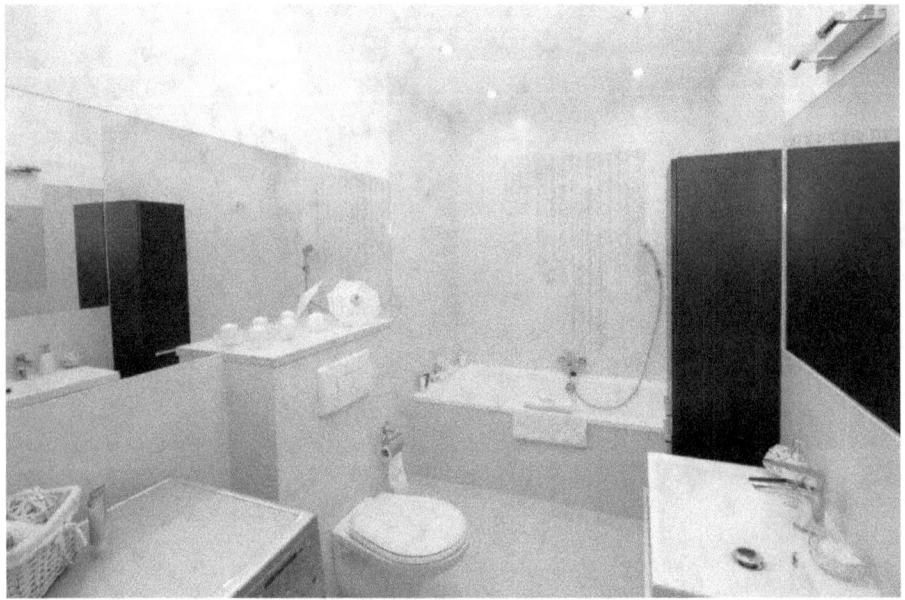

1. Hier geht es täglich rauf und runter.

2. Die gesuchte Örtlichkeit ist ein wichtiger Flucht- und Rettungsweg im Brandfall.

3. Häufig sind mehrere Fenster vorhanden.

4. Man trifft sich hier gerne auf einen kurzen Plausch.

5. Diese Örtlichkeit befindet sich in jedem großen Gebäude und gilt als dessen Visitenkarte.

6. Rollatoren und Kinderwagen werden hier gerne abgestellt.

7. Je älter die Örtlichkeit ist, umso mehr sind die Stufen und das Geländer abgenutzt.

Antwort: Treppenhaus

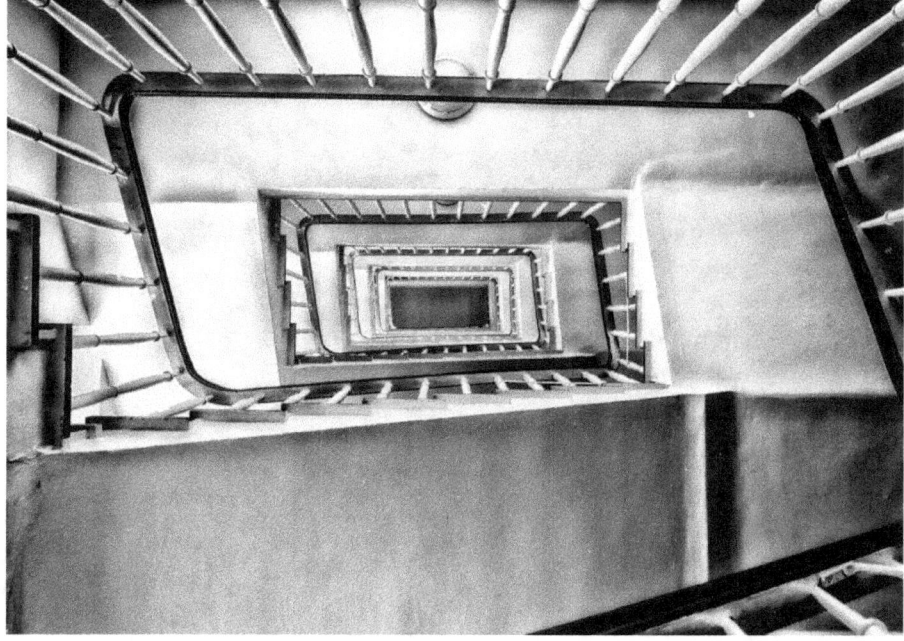

1. Diese Örtlichkeit sucht niemand zum Vergnügen auf.

2. Hier wird gespachtelt und gebohrt, aber nicht gehämmert.

3. Wenn man diese Örtlichkeit verlässt, sieht man manchmal aus wie nach einem Boxkampf.

4. Es riecht auffallend nach Desinfektionsmitteln.

5. Man trifft hier auf Personen, die Schmerzen lindern, aber auch Schmerzen zufügen können.

6. Wenn man die Örtlichkeit betritt, wird einem kräftig auf den Zahn gefühlt.

7. Hat man Zahnschmerzen, führt der direkte Weg hierher.

Antwort: Zahnarztpraxis

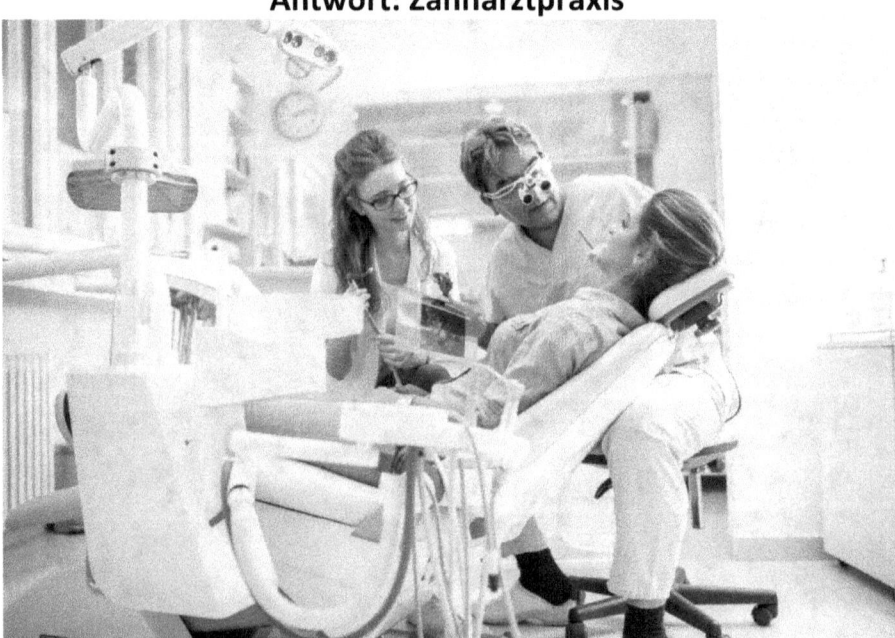

1. Die gesuchte Örtlichkeit ist ziemlich klein und nur für eine Person gedacht.

2. Meistens ist sie sogar so eng, dass man mit den Armen gegen die Wände stößt.

3. An einer Wand befinden sich Haken für Kleiderbügel.

4. Der Eingang besteht aus einem Vorhang, den man zuzieht, sobald man die Örtlichkeit betritt.

5. Testweise zieht man z. B. eine Hose, eine Bluse oder einen Pullover an.

6. Außerhalb der Örtlichkeit befindet sich ein Spiegel, in dem man begutachtet, was man gerade angezogen hat.

7. Wenn es einem gefällt, zieht man sich in der Örtlichkeit wieder um und bezahlt die neue Kleidung an der Kasse.

Antwort: Ankleidekabine

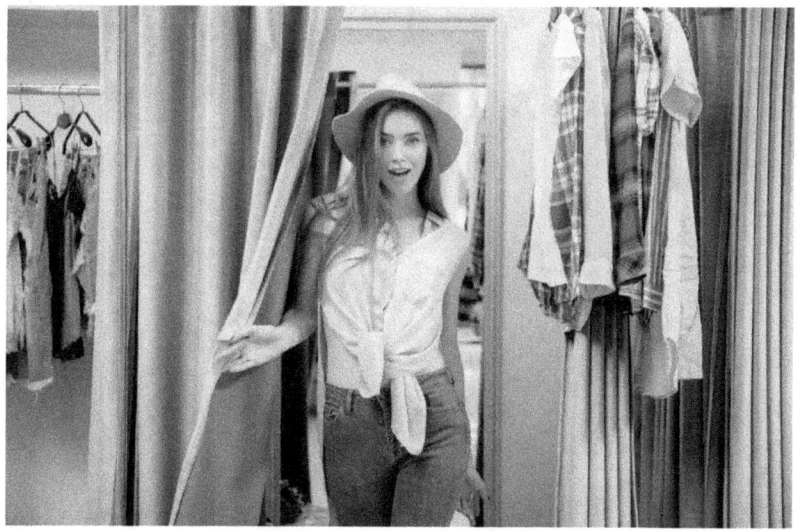

1. In der gesuchten Örtlichkeit wird schon gearbeitet, während andere noch tief und fest schlummern.

2. Meistens ist die Örtlichkeit eingeteilt in eine Stube und ein Ladenlokal.

3. Diejenigen, die in der Stube arbeiten, tragen traditionell weiße Kleidung.

4. Die Arbeit in der Stube wird mit elektronischen Geräten, Öfen, Misch- und Knetmaschinen erleichtert.

5. Im Ladenlokal kann man all das kaufen, was in der Stube zubereitet wird.

6. Man hat eine große Auswahl an Brot, Brötchen, Kuchen und Torten.

Antwort: Bäckerei

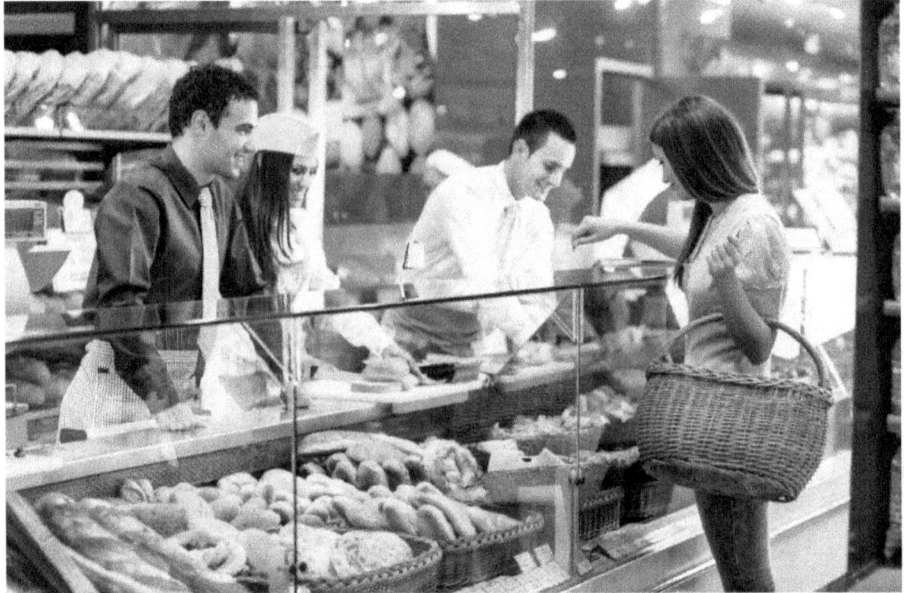

1. Viele Menschen treffen sich hier regelmäßig mit alten Freunden an einem fest verabredeten Wochentag.

2. Man kann eine Kleinigkeit essen und trinken.

3. Man sollte darauf achten, dass nichts in der Gosse landet.

4. Ohne Turnschuhe darf man die Örtlichkeit meistens nicht betreten.

5. Jeder Teilnehmer hat eine bestimmte Anzahl an Würfen.

6. Man bringt mit Schwung eine Kugel ins Rollen.

7. Die Örtlichkeit befindet sich in einer Gaststätte.

8. Wer die meisten Kegel umwirft, gewinnt.

Antwort: Kegelbahn

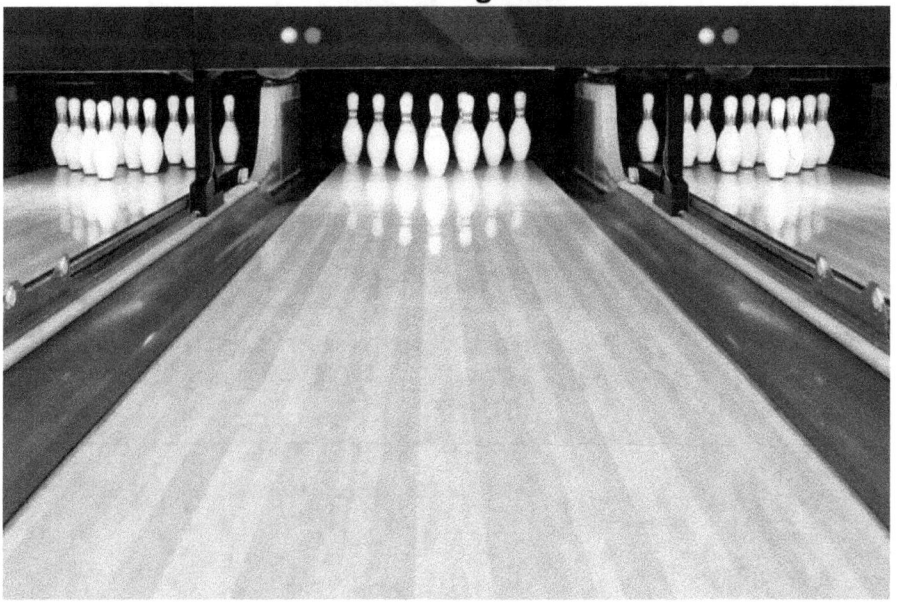

1. Bis auf Kleinkinder wird diese Örtlichkeit von Menschen jeden Alters aufgesucht.

2. Damit man nicht warten muss, sollte man vorab einen Termin vereinbaren.

3. Bis auf sonntags und montags kann man die Örtlichkeit täglich aufsuchen.

4. Die Kunden sehen nach ihrem Besuch anders aus als vorher.

5. Früher war es besonders samstags voll, weil die Frauen am nächsten Tag im Gottesdienst gut aussehen wollten.

6. Es riecht stark nach Haarspray und Haarshampoo.

7. Hier dreht sich alles um Waschen, Schneiden, Föhnen, Färben und Dauerwelle.

Antwort: Friseursalon

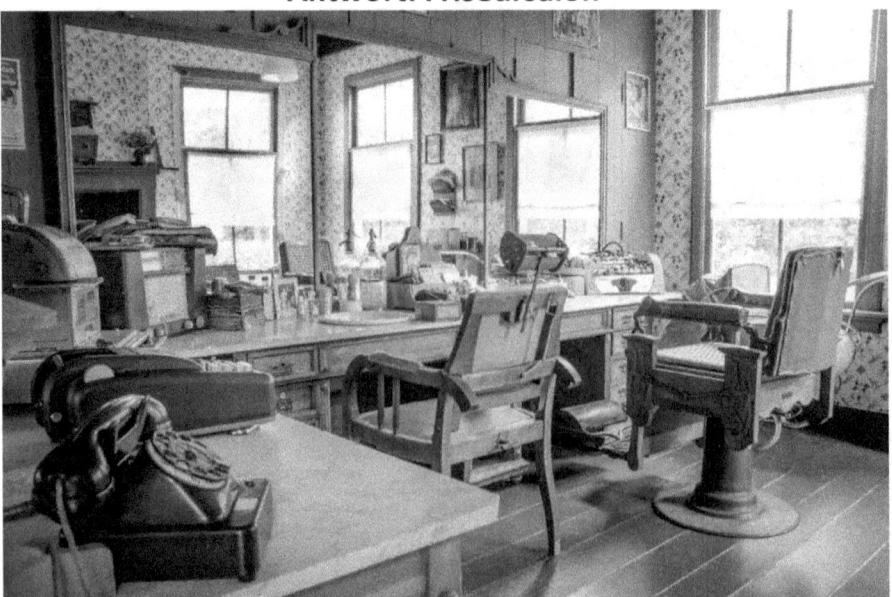

1. Gesucht wird ein Ladenlokal, das es in jeder Fußgängerzone gibt.

2. Damit man möglichst lange Freude an der Ware hat, achtet man meistens auf gute Qualität.

3. Das, was man hier kaufen möchte, ist nach verschiedenen Größen sortiert.

4. Zu jeder Jahreszeit gibt es neue Modelle.

5. Man sagt, dass Frauen von der hier angebotenen Ware nie genug haben könnten.

6. Man sucht diese Örtlichkeit auf, wenn z. B. der Schuh drückt.

7. Es riecht verdächtig nach Leder und Schuhcreme.

Antwort: Schuhgeschäft

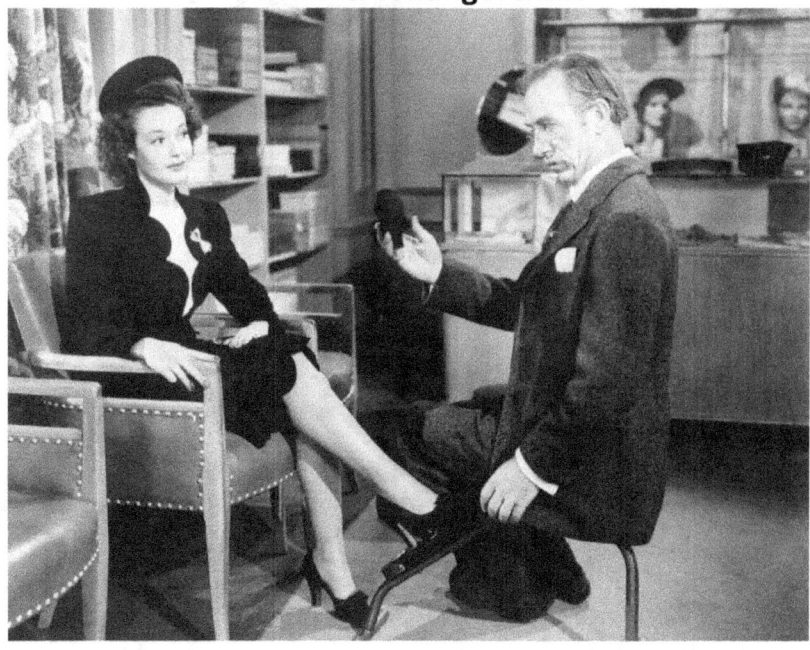

1. Es besteht eine erhöhte Rutschgefahr, weil es hier sehr glitschig ist.

2. Wenn man sich in dieser Örtlichkeit aufhält, muss man sich an die Hausordnung halten.

3. Der Aufenthalt ist nur mit einer bestimmten Kleidung zulässig.

4. Hier ist es immer warm und feucht.

5. Der Chlorgeruch ist nicht jedermanns Sache.

6. Nichtschwimmer findet man hier nur selten.

7. Wenn Not am Mann ist, greift der Bademeister mit einem Sprung ins Schwimmbecken ein.

Antwort: Schwimmbad

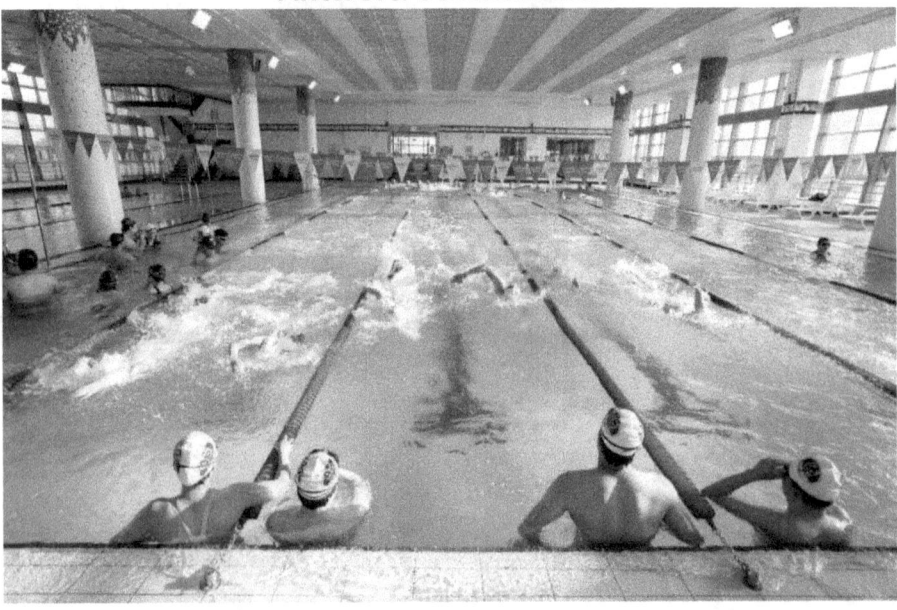

1. Diese Örtlichkeit gibt es in jedem noch so kleinen Ort.

2. In Großstädten muss man oft suchen, bis man etwas Passendes findet.

3. Je nach Lage ist die Nutzung kostenfrei oder kostenpflichtig.

4. Wenn man trotz Gebührenpflicht nicht bezahlt, kann es teuer werden.

5. Als Fußgänger oder Fahrradfahrer benötigt man diese Örtlichkeit nicht.

6. Die Nutzung ist zeitlich begrenzt.

7. Durch einen bezahlten Parkschein oder eine Parkscheibe legt man die geplante zeitliche Nutzung fest.

Antwort: Parkplatz

1. Gesucht wird eine parkartige Anlage, die sehr gepflegt ist.

2. In Städten ist diese Örtlichkeit oft eine grüne Oase der Ruhe.

3. Je älter die Örtlichkeit ist, umso mehr Geschichte kann sie erzählen.

4. Für die Pflege sind viele Gärtner und Familienangehörige am Werk, die hier regelmäßig Blumenschmuck erneuern.

5. Man bezeichnet die Örtlichkeit auch als „Gemeinschaftlicher Ort der Erinnerung".

6. Die Namen, die hier in Stein gemeißelt sind, kennt man häufig.

7. Hier erinnert man sich an die Menschen, mit denen man zuvor gelebt hat.

Antwort: Friedhof

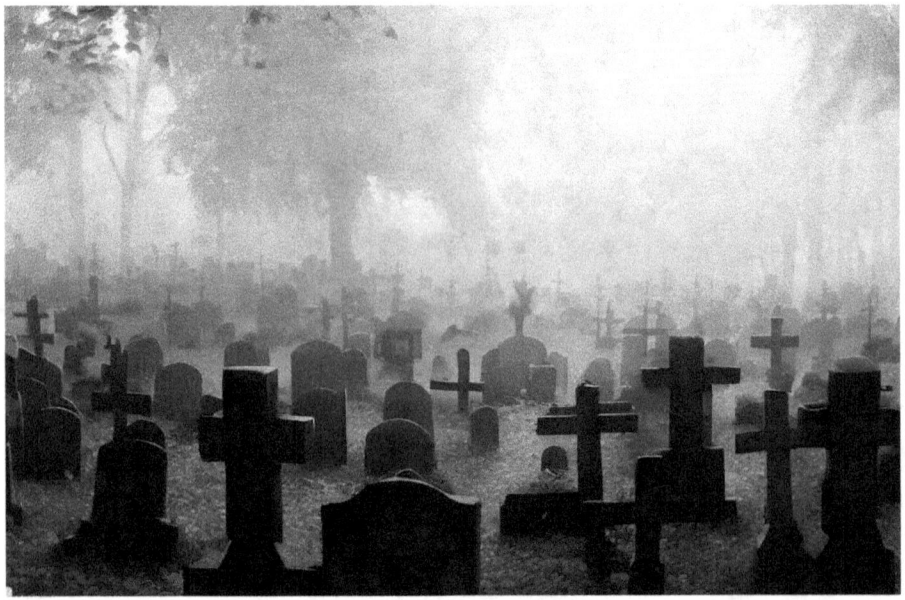

1. Die gesuchte Örtlichkeit gehört oft einem Verein oder einer Gemeinde.

2. Man hält sich hier mit zahlreichen Menschen gleichzeitig auf.

3. Man darf die Örtlichkeit nur mit Turnschuhen betreten.

4. Zugang haben nur Schulkinder und Mitglieder von Sportvereinen.

5. In der Regel gibt es zwei Umkleidekabinen, und zwar eine für Damen und eine für Herren.

6. Die erste Örtlichkeit dieser Art geht auf den bekannten Turnvater Friedrich Jahn zurück, der seinerzeit einen Turnplatz erfand.

7. Unabhängig vom Wetter kann man hier im Winter wie im Sommer verschiedene Sportarten ausüben.

Antwort: Turnhalle

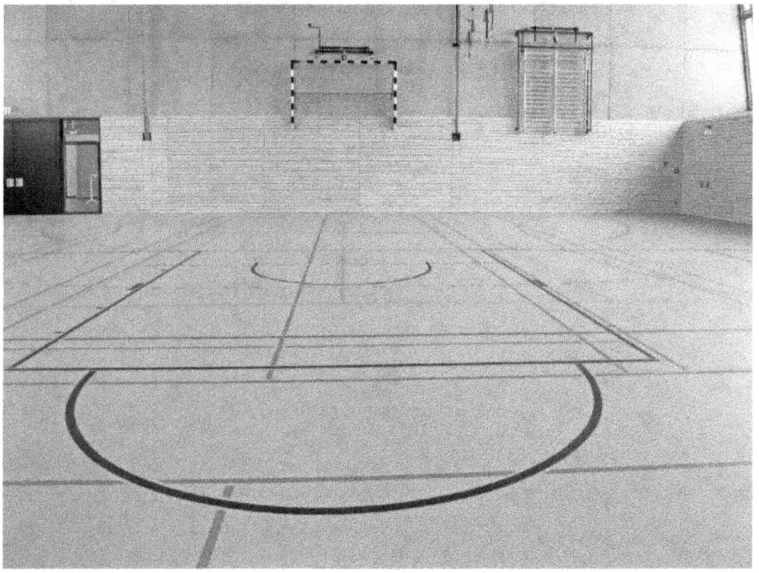

1. Diese Örtlichkeit kann man nicht jeden Tag besuchen.

2. Sie ist nicht in jedem Ort vorhanden.

3. Dort, wo es diese Örtlichkeit gibt, kann man sie in der Regel einmal pro Woche besuchen.

4. Man kann hier viele verschiedene Lebensmittel kaufen.

5. Meistens sind die Lebensmittel besonders frisch und werden direkt vom Hersteller angeboten.

6. Auch Leute, die nichts kaufen möchten, schlendern durch diese Örtlichkeit, die durch zahlreiche Stände gekennzeichnet ist.

7. Viele der Anbieter kommen aus der Nähe. Sie sind Bauern, die hauptsächlich Obst, Gemüse und Blumen verkaufen.

Antwort: Markt

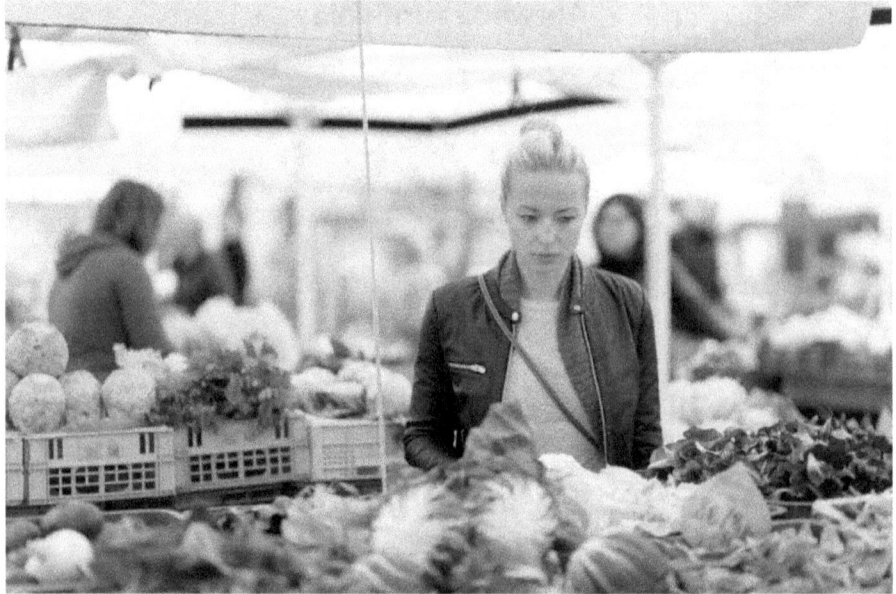

1. Früher wurde diese Örtlichkeit nur von wohlhabenden Menschen aufgesucht.

2. Hier geht es um Entwerfen, Zuschneiden und Zusammennähen.

3. Hat man ein Loch in der Hose, wird man es hier wieder los.

4. Wenn man Wert auf gute Kleidung legt, ist man hier auch richtig.

5. Auf Wunsch von Kunden werden Kleidungsstücke nach Maß angefertigt.

6. Nähmaschinen sind hier die wichtigsten Arbeitsgeräte.

7. Es dreht sich alles um Stoffe, Nadeln, Knöpfe und Reißverschlüsse.

Antwort: Schneiderei

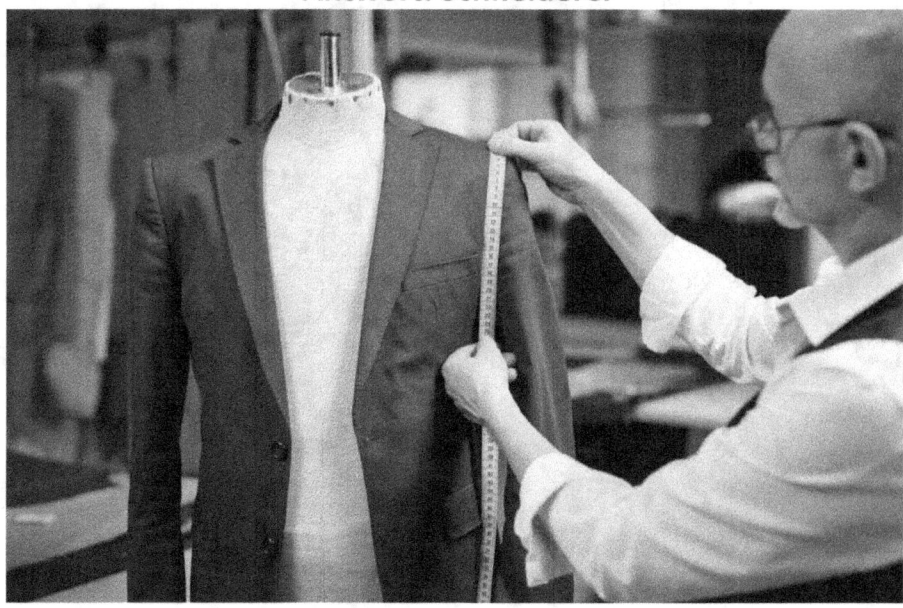

1. Gesucht wird ein Gebäude, in dem man viel Zeit seines Lebens verbringt.

2. Nicht jeder geht gerne hier hin.

3. Obwohl man hier fast täglich den ganzen Vormittag verbringt, erhält man kein Geld dafür.

4. Hier werden Freundschaften fürs Leben geschlossen.

5. Viele Menschen sind froh, wenn sie nach 10 Jahren das Gebäude nicht mehr betreten müssen.

6. Am ersten Tag in diesem Gebäude erhält jeder Neuling eine große Zuckertüte.

7. Das Personal, das hier arbeitet, wird als Lehrer bezeichnet.

Antwort: Schule

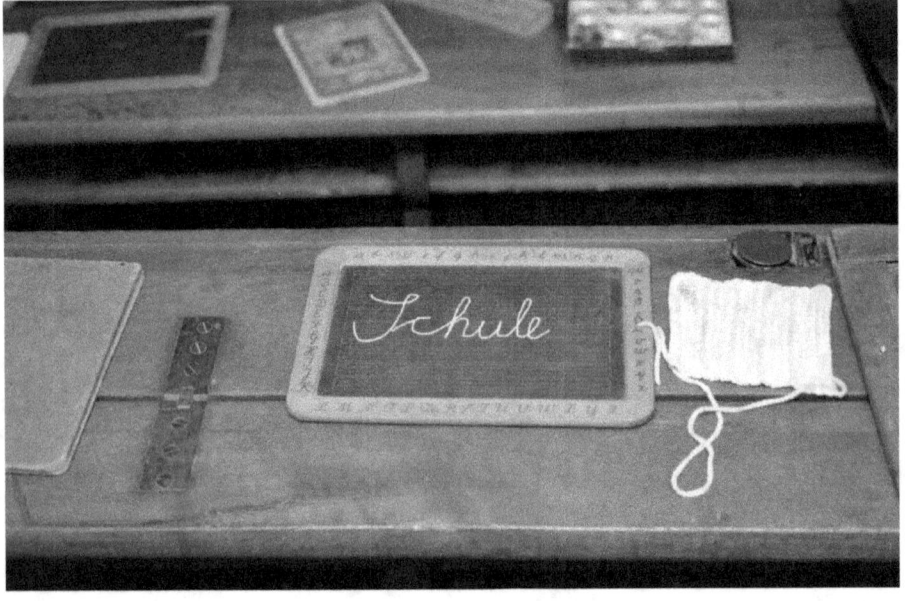

1. Der Grund, warum man diese Örtlichkeit aufsucht, ist meistens kein erfreulicher.

2. Hier ist es laut, schmutzig und ungemütlich.

3. Wer hier arbeitet, sollte sich vor schmutzigen Händen nicht bange machen.

4. Eine Hebebühne steht im Mittelpunkt des Geschehens.

5. Man hat hier meistens nur zwei Fragen: findet man hier den Fehler, und wie hoch wird die Rechnung?

6. Man kümmert sich um Reparaturen, Inspektionen, Reifenwechsel und vieles mehr.

7. Wer hier arbeitet, wird auch als Autodoktor bezeichnet.

Antwort: Autowerkstatt

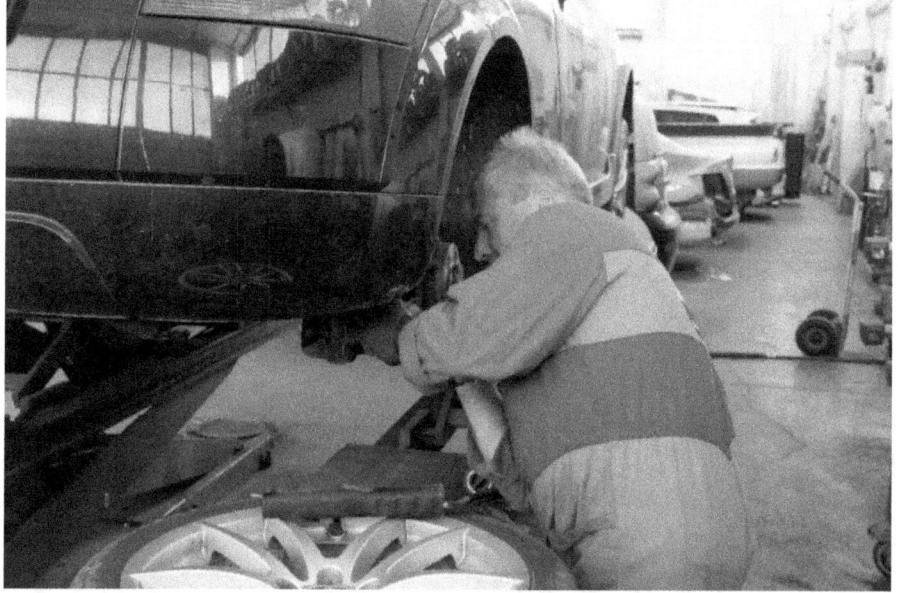

1. Hier geht es den ganzen Tag rauf und runter.

2. Nutzt man die gesuchte Örtlichkeit, dann spart das Zeit.

3. Wenn man unter Platzangst leidet, sollte man diese Örtlichkeit meiden.

4. Man hofft, dass alles gut geht und nichts zum Stillstand kommt.

5. In der Not kann man einen roten Alarmknopf drücken.

6. Fast jedes hohe Gebäude verfügt über diese Örtlichkeit.

7. Eine veraltete Sonderform heißt Paternoster und befindet sich noch immer im Bundesministerium für Finanzen in Berlin.

8. Der gesuchte Begrifft klingt so ähnlich wie Anzug.

Antwort: Aufzug

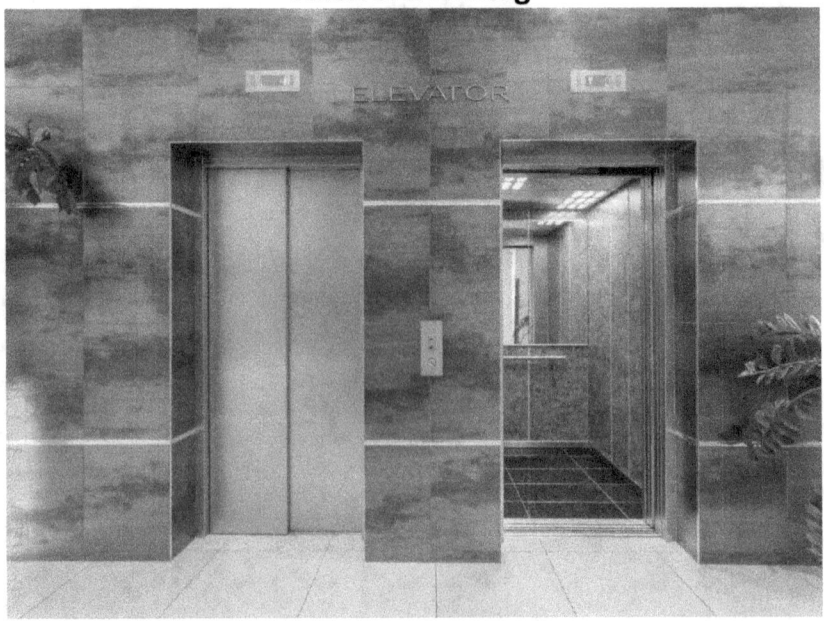

1. Die erste Örtlichkeit dieser Art wurde vor fast 400 Jahren in Venedig eröffnet.

2. Diese Örtlichkeit besuchte man früher gerne sonntags oder zu besonderen Gelegenheiten.

3. Heute trifft man sich hier gerne mit seiner besten Freundin.

4. Früher gab es meistens kostenlose Zeitschriften.

5. Auf den Tischen befindet sich oft eine kleine Vase mit einem frischen Blümchen.

6. Man wird freundlich von einer Serviererin bedient.

7. Es gibt eine große Auswahl an leckeren Torten.

8. Obwohl der Name vermuten lässt, dass es nur Kaffee zu trinken gibt, kann man auch Tee, Cola oder Säfte bestellen.

Antwort: Café

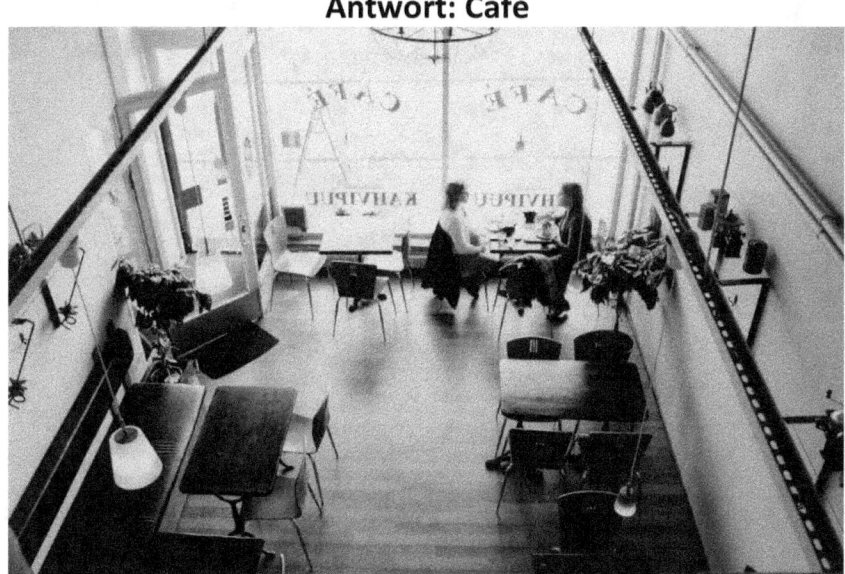

1. Die Zeit, die man in dieser Örtlichkeit verbringt, empfindet man als ziemlich lästig.

2. Egal ob man eine Zeitschrift lesen oder ein Glas Wasser trinken möchte, bezahlen muss man dafür nichts.

3. Je nach Ausstattung kann man hier auf einer Couch, einem Stuhl oder Sessel sitzen und warten, dass etwas passiert.

4. Wenn man ungeduldig wird, erkundigt man sich bei der Anmeldung, wie lange es noch dauert.

5. Zusammen mit anderen Patienten wartet man darauf, dass man an der Reihe ist.

6. Wenn man sich in dieser Örtlichkeit aufhält, befindet man sich in der Regel bei einem Arzt.

Antwort: Wartezimmer

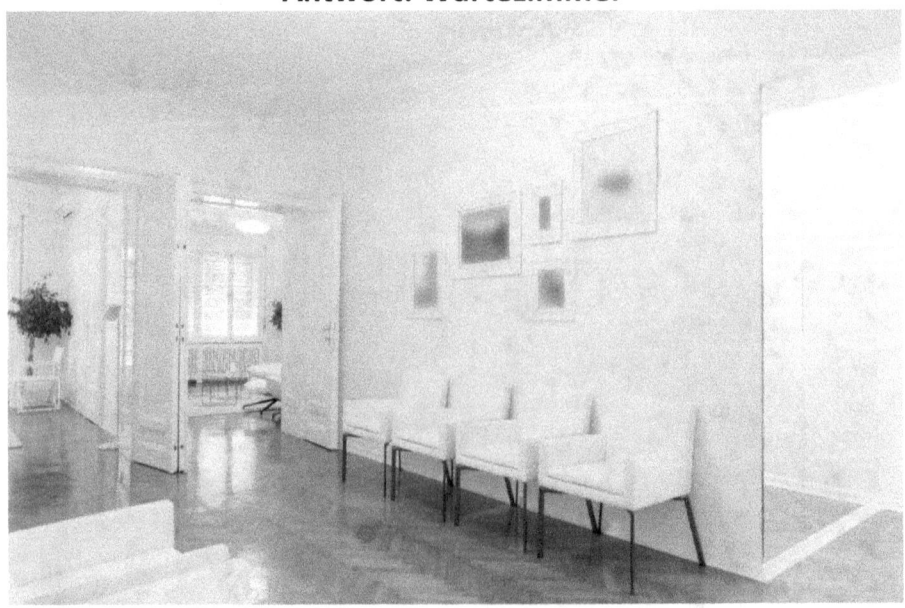

1. Früher war die gesuchte Örtlichkeit mit einer Feuerstelle ausgestattet.

2. Hier verbringen viele Frauen einen Großteil ihres Lebens.

3. Denkt man an diese Örtlichkeit, bringt man sie mit viel Arbeit in Verbindung.

4. In Schränken, Schubladen und Regalen werden Putzmittel, Lebensmittel und viele Alltagsgegenstände aufbewahrt.

5. Diese Örtlichkeit ist quasi das zweite Wohnzimmer vieler Frauen.

6. Hier duftet es oft nach leckeren Gerichten.

7. Ob Kochen, Backen, Spülen, Essen – alles findet hier statt.

Antwort: Küche

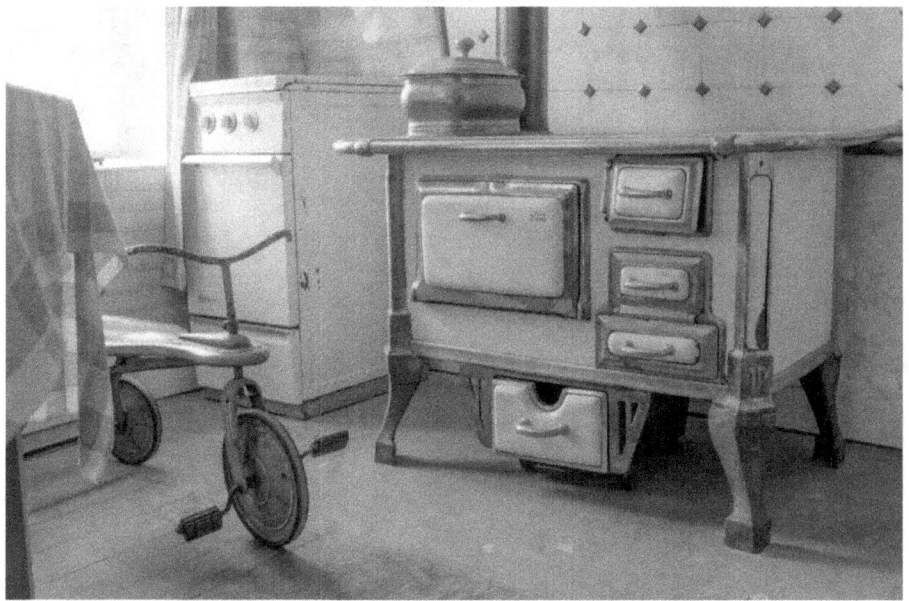

1. Die gesuchte Örtlichkeit sieht man manchmal vor lauter Bäumen nicht.

2. So wie es hier hineinruft, so schallt es auch wieder heraus.

3. Hier ist nicht viel los, denn Fuchs und Hase sagen sich Gute Nacht.

4. Jäger gehen hier auf die Pirsch.

5. Man kann stundenlang wandern, ohne auf einen Menschen zu treffen.

6. In der Dämmerung kann man Tiere beobachten wie Füchse, Eichhörnchen, Hasen, Rehe und Wildschweine.

7. Man trifft außerdem auf Tannenbäume, Eichen und Buchen.

Antwort: Wald

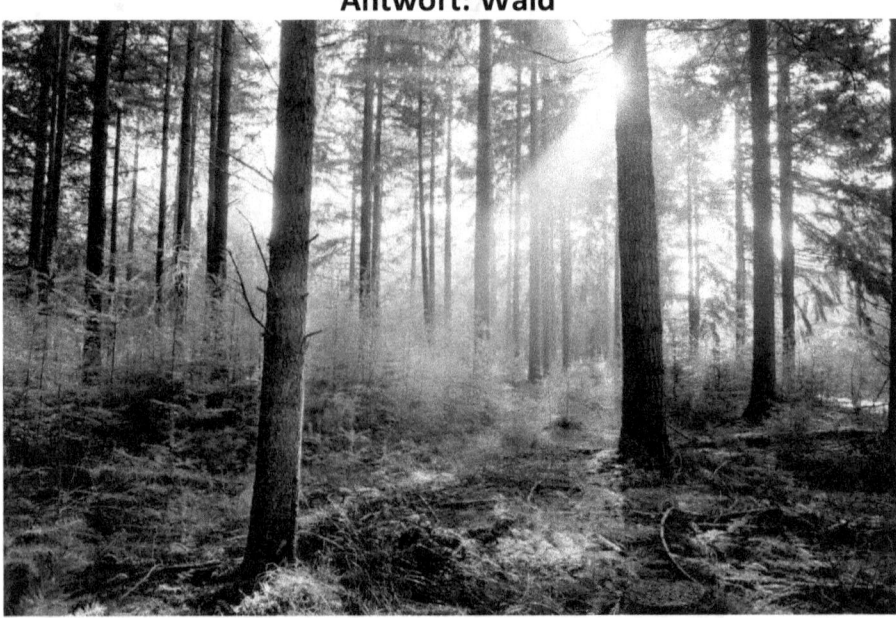

1. Gesucht wird eine Örtlichkeit, die man am liebsten nie von innen kennenlernen möchte.

2. Es ist ein sehr großes Gebäude mit sehr dicken Mauern.

3. Früher bestand eine derartige Örtlichkeit aus dunklen Räumen im Keller oder einer Burg.

4. Die Örtlichkeit dient dazu, andere Menschen zu schützen.

5. Ist man erstmal drin, kommt man nur schwer wieder raus.

6. Wenn man von drinnen nach draußen blickt, geht das nur durch sogenannte schwedische Gardinen, die aus Eisenstangen bestehen.

7. Die gesuchte Örtlichkeit ist ein Sammelbecken für Gauner und Ganoven.

8. Heute sagt man zu dieser Örtlichkeit „Justizvollzugsanstalt".

Antwort: Gefängnis

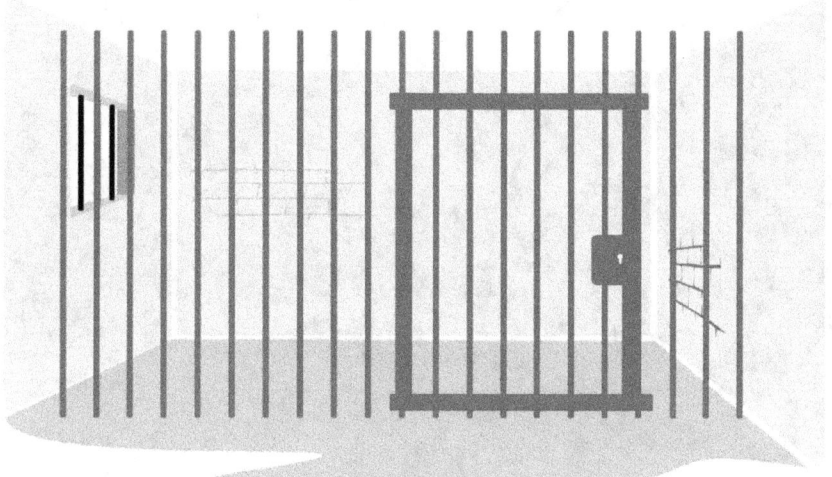

1. Die gesuchte Örtlichkeit befindet sich im Freien.

2. Zäune, Hecken und Mauern zeigen auf, wo die Grenzen sind.

3. Je nach Ausstattung trifft man auf kleine Teichanlagen.

4. In einer Ecke befindet sich oft ein kleines Häuschen für Gerätschaften.

5. Man kann hier Obst und Gemüse anbauen.

6. Beliebte Bewohner dieser Örtlichkeit tragen eine rote Zipfelmütze.

7. Hobbygärtner verbringen viele Stunden ihrer Freizeit hier und legen wunderschöne Blumenbeete an.

Antwort: Garten

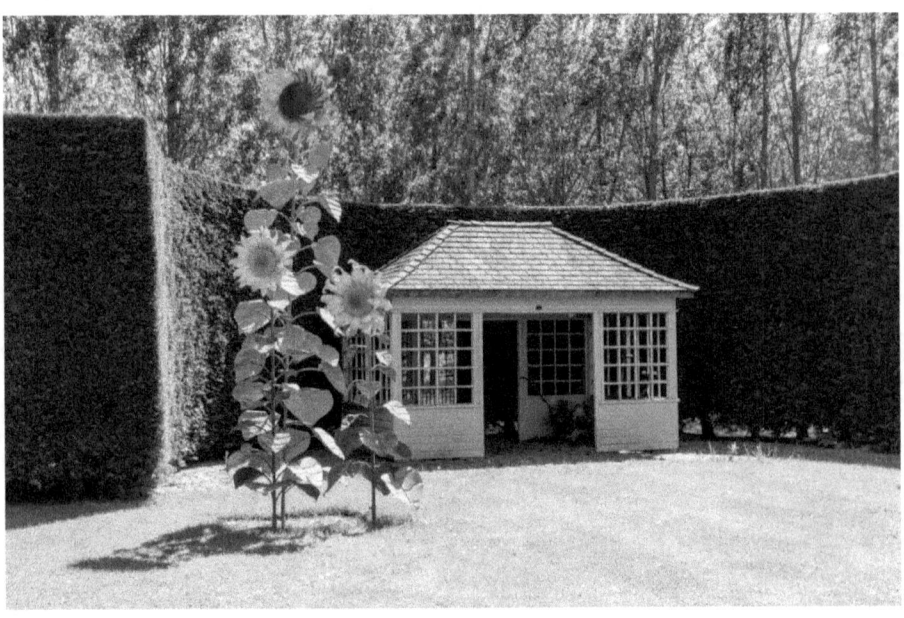

Kurzgeschichten zum Vorlesen in Kombination mit Rätselfragen

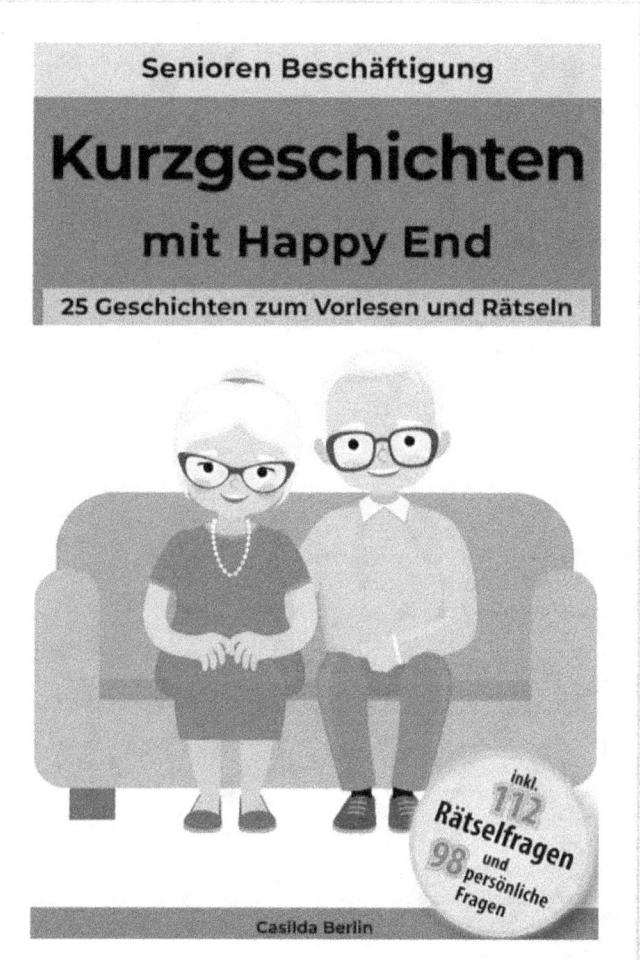

Erhältlich bei amazon
ISBN-13: 979-8852067180   12,90 €

Wichtige Hinweise

Alle Angaben in diesem Buch wurden sorgfältig und nach bestem Wissen erstellt und erfolgen ohne Verpflichtung oder Garantie der Autorin und des Verlages. Sie übernehmen keine Verantwortung und Haftung für das Gelingen, sowie für Personen-, Sach- und Vermögensschäden.

Bildnachweise Örtlichkeiten

Titelbild - © HappyPictures/shutterstock.com
Supermarkt - © wavebreakmedia/shutterstock.com
Zoo © Romrodphoto/shutterstock.com
Tierarztpraxis – © gosphotodesign/shutterstock.com
Tanzschule - © Kzenon/shutterstock.com
Baumarkt - © Tyler Olson/shutterstock.com
Hühner - © pavla/shutterstock.com
Arztpraxis - © visivastudio/shutterstock.com
Autohaus - © Syda Productions/shutterstock.com
Kindergarten - © Poznyakov/shutterstock.com
Apotheke - © Aleksandar Karanov/shutterstock.com
Kneipe - © Everett Collection/shutterstock.com
Arbeitsamt - © succo/pixabay.com
Blumengeschäft - © ALL best fitness is HERE/shutterstock.com
Fotostudio - © Africa Studio/shutterstock.com
Kirche - © Martynas Alejunas/shutterstock.com
Achterbahn - © Pexels/pixabay.com
Krankenhaus - © inomasa/shutterstock.com
Museum - © StockSnap/pixabay.com
Metzgerei - © Picsfive/shutterstock.com
Reinigung - © amixstudio/shutterstock.com
Bahnhof - © LoboStudioHamburg/pixabay.com
Buchhandlung - © Poznyakov/shutterstock.com
Badezimmer - © jarmoluk/pixabay.com
Treppenhaus - © Tama66/pixabay.com
Zahnarzt - © Solis Images/shutterstock.com
Ankleidekabine - © Dean Drobot/shutterstock.com
Bäckerei - © milanzeremski/shutterstock.com
Kegelbahn - © Mindscape studio/shutterstock.com
Friseursalon - © Skitterphoto/pixabay.com
Schuhgeschäft - © Everett Collection/shutterstock.com
Schwimmbad - © HeungSoon/pixabay.com
Parkplatz - © fill/pixabay.com
Turnhalle - © hpgruesen/pixabay.com
Markt - © Matej Kastelic/shutterstock.com
Schneider - © Pressmaster/shutterstock.com

Schultafel - © congerdesign/pixabay.com
Autowerkstatt - © stux/pixabay.com
Aufzug - © Eviled/shutterstock.com
Café - © Free-Photos/pixabay.com
Wartezimmer - © Basileus/shutterstock.com
Küche - © blickpixel/pixabay.com
Wald - © Skitterphoto/pixabay.com
Gefängnis - © mz-Alph/pixabay.com
Garten - © RonPorter/pixabay.com

2. Auflage 2023
Herausgeber und Copyright©:
Nesterenko Verlag UG
Klausenstr. 20
59759 Arnsberg
Email: social@heilkraft-ernaehrung.de
www.casilda-berlin.de

www.ingramcontent.com/pod-product-compliance
Lightning Source LLC
Chambersburg PA
CBHW050023230526
45470CB00003B/1094